你的憂鬱 音樂治癒

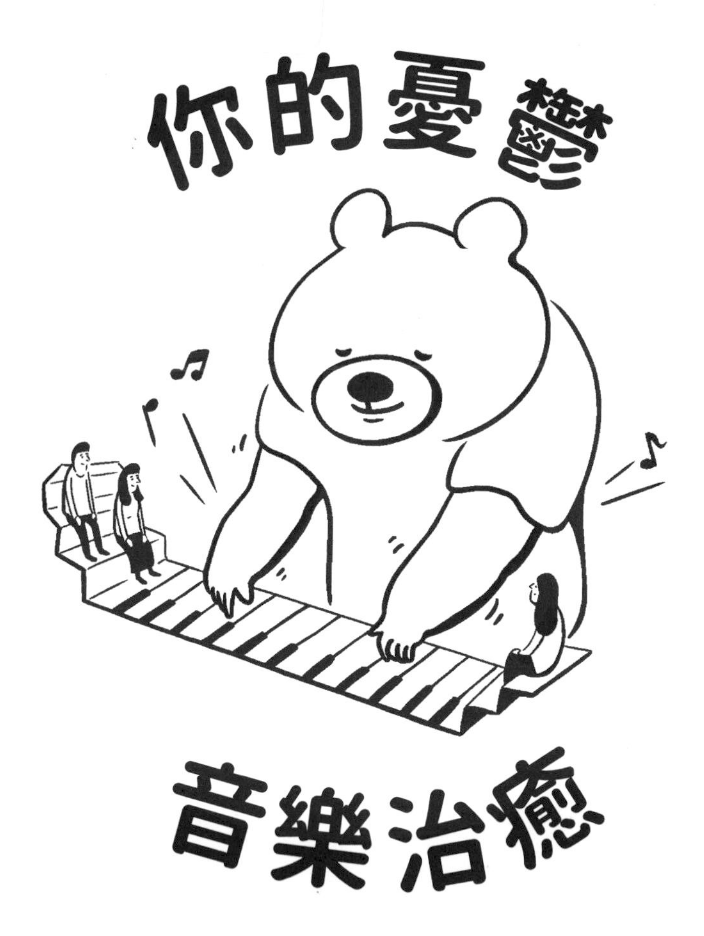

心理諮詢師・音樂治療師
橋本翔太
Shota Hashimoto

瑞昇文化

序言

「不管意志力有多堅定，早上就是爬不起來。」
「感覺加諸在自己身上的重力似乎比別人多十倍，身體沉甸甸的很難受。」
「以往做得到的事現在卻做不來的絕望感。」
「對所有的一切都感到悲觀，忍不住責怪自己。」
「沒有任何人能懂的孤獨感。」
「無法獲得他人理解，與大家漸行漸遠的悲傷。」

失去希望，整顆心破碎不堪，甚至被逼到想從這個世界消失，一了百了。

我也曾是墜入這般絕望谷底後起死回生的其中一人。

「憂鬱症」的苦只有罹病本人才能體會。

但是，不用怕。

不管再痛苦，憂鬱、心理不適必定會好轉的。

當時的我拚命地四處求救，不只求助西洋醫療，還遍訪了無數的東洋醫療、替代療法等專家。

也閱讀了很多相關書籍。

然而每個人所主張的論點各不相同，彼此齟齬，只是讓我愈發混亂。陷入或許治不好的絕望深淵裡，也找不到可以依靠的人，相關資訊龐雜紛歧反而讓我苦上加苦。

終究，沒有任何一個人可以告訴我正確解答。於是，我把自己當成實驗對象，以年為單位，秉持著耐力與恆心試遍各式各樣的治療法。

在恢復健康的過程中，我確實掌握了幾項重大發現。

首先，我再次深刻體認到，長年以來所接觸的音樂治療，能成為內心與身體之間的溝通橋樑，是減緩心理不適的強力好幫手。

無法目視捕捉的音樂，能對同樣無法目視的心靈產生作用，具有幫助我們的力量。

再者，要讓心靈恢復健康，必須針對身體、心理雙管齊下，多元化促進身心平衡，才能從憂鬱與心理不適的症狀中走出來。

正因為親身經歷過，才讓我體悟出這些觀念。

心理不適的狀況之所以無法痊癒，是因為身心各方面失衡的緣故。

本書去蕪存菁，從心理與身體兩方面重點介紹，在我一路摸黑掙扎，逐漸從病症恢復健康的過程中所發現的確實有效的方法。另外，即使目前身邊無人給予理解、無人能夠依靠，本書**所附贈的音樂「鋼琴療癒樂曲」**，會貼近你的心，成為在你身邊扶持的陪跑員。

揮別憂鬱、心理不適症狀的過程中，我走了很多遠路，繞了好大一圈。

原本就已苦不堪言的情緒因為繞遠路而加倍痛苦。

我不希望各位和我一樣。

所以我將藉由本書，具體指出恢復健康的關鍵做法。

盼能成為照亮黑暗，引導讀者走向出口的指示燈乃本書的立意。

憂鬱、心理不適症狀纏身時，就連看書都很難受。

剛開始只要聆聽附贈音樂「鋼琴療癒樂曲」就可以了。這是我從音樂治療的觀點出發，配合各種心理症狀所創作．演奏的樂曲。只需聆聽就能減緩內心的不適，協助大家從痛苦深淵中跨出第一步。

接下來再循序漸進地實踐本書所講解的做法。內文搭配許多圖解與插畫，力求版面簡潔，希望能讓大家讀起來輕鬆無負擔。

敬邀各位讀者一邊聽著附贈音樂「鋼琴療癒樂曲」，放鬆心情開始閱讀本書。

目次

第3章 音樂能對憂鬱奏效的理由

第4章 透過心理調適法擊退憂鬱

書籍設計／Chichols
繪圖／高柳浩太郎
DTP／Caps
編輯協力／林美穗

隨書附贈的 CD 音樂「鋼琴療癒樂曲」的聆聽方式

作曲・鋼琴演奏　橋本翔太

何謂鋼琴療癒樂曲

「鋼琴療癒樂曲」是以音樂治療的概念為基礎，由橋本翔太進行創作・演奏的原創音樂。透過「音樂的力量」舒緩心靈，排解情緒，只需聆聽就能減輕憂鬱、心理症狀。

以音響播放或戴上耳機皆可，請以自身覺得方便輕鬆的方式收聽，並調整至自己覺得舒服的音量。微弱的音量 OK，漫不經心地聆聽也 OK。另外，本書還介紹了進階版的活用方式，結合心理學治療法與鋼琴療癒樂曲，為讀者提供各種化解心理不適的實踐法（請參閱第 3 章）。

曲目

Track1　**「對著宛如夏日的如月天空許下心願」**　6:05min

什麼都不想做，對任何事都覺得麻煩時適用。
能調節自律神經，讓情緒感到舒緩、沉澱的鋼琴療癒樂曲。

Track2　**「祈禱的力量」**　8:41min

想排解不安、鎮定情緒時適用。能安撫、減緩不安的鋼琴療癒樂曲。

Track3　**「亞薩的溫暖」**　6:06min

療癒悲傷時適用。撫慰哀傷情緒，化解悲傷的鋼琴療癒樂曲。

Track4　**「獅城溫柔演繹月亮幾何學」**　10:33min

鼓舞自己、提升自我肯定感時適用。
提升自我肯定感的鋼琴療癒樂曲。

Track5　**「解放之歌」**　6:16min

想消除怒氣時適用。緩和煩躁感、讓怒氣隨之消逝的鋼琴療癒樂曲。

Track6　**「破曉時的南十字星」**　4:31min

想為自己加油打氣時適用。
幫助維持幹勁與動力的鋼琴療癒樂曲。

Track7　**「置身搖籃安穩入眠勝過舒服打個盹」**　10:01min

睡不著的夜晚或想提高睡眠品質時適用。
引人進入夢鄉、順利入眠的鋼琴療癒樂曲。

＊內文解說提到怒氣排解後悲傷才得以獲得釋放，不過，為了讓讀者從頭依序聆聽音樂也能收到效果，因此在曲目編排上有刻意調整先後順序。

聆聽方式沒有強制規定， 以下介紹幾則使用範例。

鋼琴療癒樂曲 可以試著這樣聽❶

所有樂曲全聽過一遍：曲目編排有特別下工夫，能緩緩疏解緊繃的情緒，讓人逐漸充滿能量。也可善用重播功能從頭重複收聽所有樂曲。

鋼琴療癒樂曲 可以試著這樣聽❷

處於不安、憤怒、悲傷狀態時，根據當時的情緒挑選適用的樂曲：各曲目皆有其專攻的效用與主打目的。請依據自身的狀態，試著選出適合聆聽的樂曲。

鋼琴療癒樂曲 可以試著這樣聽❸

透過洗滌情緒的實踐法，自我解放自身的心靈：請活用第 3 章所講解的透過自我力量解放自身心靈的實踐法。無論是根據曲目效用來選曲，或單純選擇喜愛的樂曲來聆聽都無所謂。

一定會好起來的！本書所探討的調適法

要從憂鬱症這座心理不適的隧道中走出來，必須針對心理與身體兩方面多元化作用才是最快的捷徑。

因此，本書將以下述三大主題作為綱要，分篇講解。

①音樂治療調適法
②心理層面調適法
③營養層面調適法

透過這些調適法，我的許多當事人逐漸克服心理不適的狀態而恢復健康。

本書所探討的治療方式或許無法像施展魔法般三兩下就能解決憂鬱的問題。可是，**本書能舒緩、減輕憂鬱症狀，成為隨侍在你身旁，陪伴你踏上康復之路的好幫手。**

而且還能在心理不適症狀逐漸好轉後，預防病情再度惡化。

「音樂」能改善憂鬱

音樂治療調適篇會具體說明只要聆聽隨書附贈的原創音樂「鋼琴療癒樂曲」，就能逐步舒緩憂鬱、心理不適症狀的方法。

音樂能發揮絕佳的效用，幫助乾涸枯萎的心靈能量充飽電。我的鋼琴音樂在過去十五年來承蒙大家的厚愛得以為許多人提供服務，當事人所分享的效果與感想甚至往往超乎作曲者，也就是我本人的想像之外。

書中也介紹了搭配附贈樂曲進行的簡單實踐法，能排解心理層面相關問題。

調適「心理」層面，減緩憂鬱症狀

在心理層面調適篇會提到，當心理狀態不穩定的時候，需視狀況程度採取哪些做法、又該跟哪些事物保持距離等，並講解如何透過自我的力量讓乾涸枯萎的心恢復活力。

往往會被忽略的「營養」效果

關於營養層面調適法，或許有很多人還不具備這方面的知識。

本書會以營養不良與低血糖症為主軸，講解營養狀態與憂鬱症和心病有重大關聯的事實。

針對營養層面進行調整後，體內能自行生成神經傳導物質（血清素），腦功能從而獲得改善，自律神經重回和諧，心理不適的症狀就能有所緩解。

這個針對營養進行調整的方式是很多當事人忽略的盲點，著手進行改善後，有許多人戲劇性地大為好轉。

我自己本身也是這樣。

在進入具體的調適法解說前，先從第1章讀起，了解該如何與憂鬱相處。

第1章

憂鬱絕對可以好轉的！

1 憂鬱的原因至今尚未釐清

憂鬱屬於心理疾病的一種（情緒障礙）。依據症狀還分為「憂鬱症」、「調節障礙」、「雙相情緒障礙」、「恐慌症」、「焦慮症」等各種病名，在本書則將苦不堪言的心理狀態、鬱悶狀態統稱為「憂鬱」。

大眾對憂鬱的認知度大為提升，但發病原因至今依舊不明

在二十年前的日本，光是聽到憂鬱一詞，直接聯想到設有隔離病房的精神科醫院，或不明就裡地批判「憂鬱不過是無病呻吟罷了」的人多如過江之鯽，然而現在社會大眾

對這項疾病的認知度已大為提升。

從前提到三大文明病（生活習慣病），不外乎癌症、心臟疾病、腦血管疾病。後來再加上糖尿病，稱之為四大疾病。2011年起，日本厚生勞動省決議將精神疾病納入其中，制定五大疾病方針，讓我感受到時代的變遷而備感震撼。

雖然社會大眾的認知度已如此大幅提升，但包括憂鬱在內的所有精神疾病，其實至今尚未找出確切原因。西洋醫學界認為精神疾病是起因於腦內神經傳導物質發生異常，導致腦功能失常所致，不過這個論點也尚未獲得確切證明。

從醫療觀點出發所做的第一選擇就是服藥控制腦內的神經傳導物質，然而這並不是藥到病除能夠解決所有症狀的方式。其中當然也有些人只靠吃藥就順利康復，相對的，有些人則更需要藉助認知行為治療或心理諮詢等心理層面調適法的幫助（於第4章講解）。

有些人補充身體不足的營養素後病況便有所起色（於第5章講解）。

換言之，正因為沒有絕對的解決方式，所以才需要採取多元化的調適法。

運用各式各樣的方法減緩憂鬱

有許多人只是一味吃藥，或是只做心理輔導，仰賴特定方法來對抗憂鬱。其實重要的是，別被單一方式所束縛，也不要盲目相信某一方法。

憂鬱的原因，因人而異，往往錯綜複雜，同時採用好幾種方法療養後，縱橫交錯的心頭結因而逐漸解開的個案不勝枚舉。

對抗憂鬱的過程，**其實也是整合適合自己的治療方式，對自己開處方箋的過程。**透過這些過程的累積，病狀一定能夠好起來。

而本書會為大家提供這些協助。

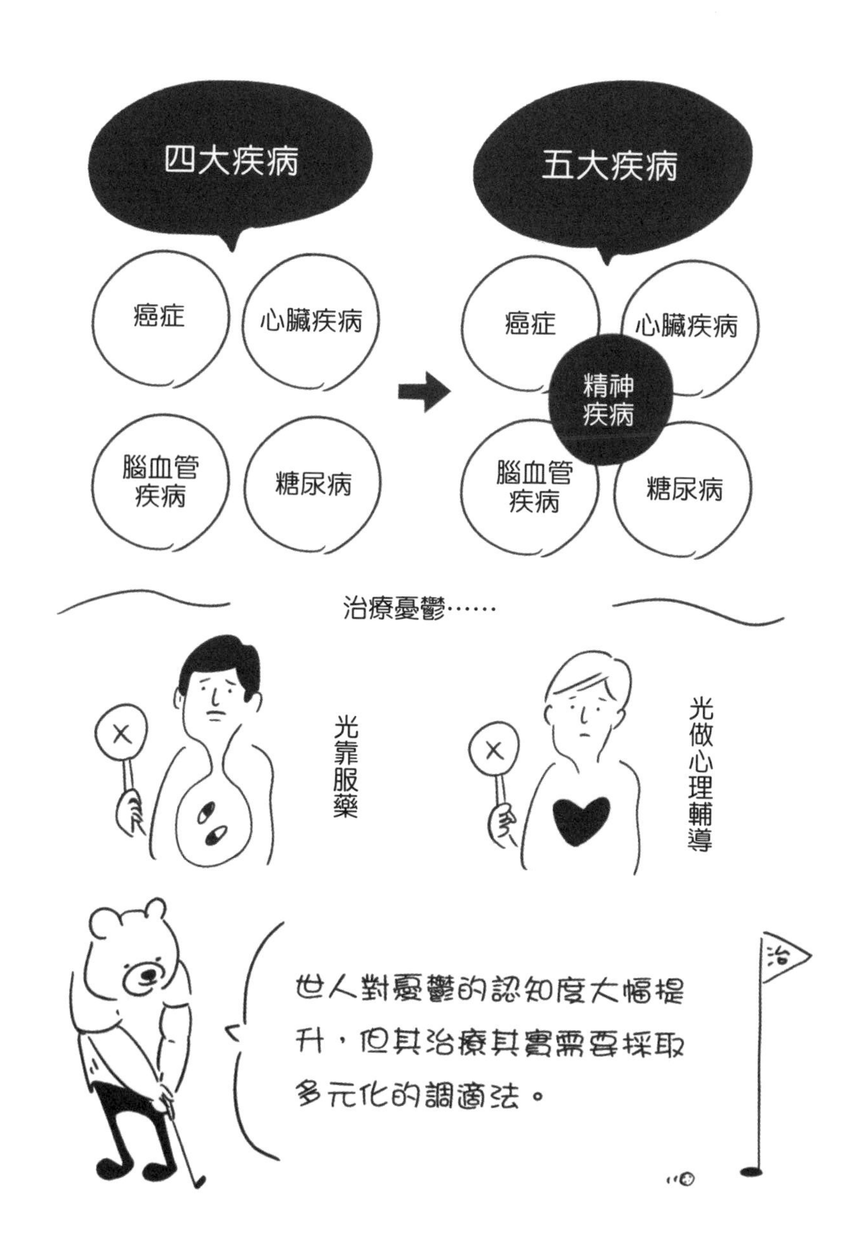
四大疾病
癌症
心臟疾病
腦血管疾病
糖尿病
五大疾病
癌症
心臟疾病
精神疾病
腦血管疾病
糖尿病
治療憂鬱……
光靠服藥
光做心理輔導
世人對憂鬱的認知度大幅提升，但其治療其實需要採取多元化的調適法。
治

2 憂鬱需要採取多元化的調適法

看到「只要○○就能治好憂鬱！」的宣傳口號時往往會忍不住想先試再說，不過治療憂鬱並沒有一招見效的神奇魔法妙方。憂鬱不是「光吃藥」、「光做心理諮詢」只靠單一方式就能痊癒的，採取多元化的方式才是最重要的。

然而，專家當中也有很多人是排斥採取多元療法的，例如精神科醫師，認同營養療法或音樂治療能幫助憂鬱好轉的醫師其實很少，往往會建議患者服藥就好。另一方面，也常看到替代療法的指導員或營養專任醫師對西洋醫療持否定態度的情形。

容我這個經歷過憂鬱，走過漫長隧道的過來人說句話，其實不管哪一派都是偏頗失衡的做法。畢竟這些人（包括醫師在內）並非當事人。

我們所需要的是兼容並蓄，綜合採納兩派主張的做法。

幫助自己揮別憂鬱或內心折磨的書籍與資訊非常多，但也不要囫圇吞棗，應當稍微保持距離仔細思考後再加以應用。就算每個論點的主張都是正確的，也必須做出取捨，維持冷靜的中立態度，逐一嘗試並找出適合自己的方式是很重要的。

無論是服藥、營養學、音樂治療、運動、心理諮詢，抑或幫助患者重拾活力的替代療法，從心理與身體雙管齊下的多元調適法才是最有效果的。

本書旨在幫助讀者從身心兩方面均衡進行療養，故以音樂治療、心理治療、營養治療為主軸，為大家介紹從今天起就能實踐的抗病方式。

或許有讀者會認為項目太多執行起來似乎很辛苦，不過本書會針對各大項目抓出重點，有效率地幫助大家落實各項做法，請放寬心。能幫助身體恢復健康的工具當然是愈多愈好，這樣才能帶來加乘效應。

3

憂鬱如同做伸展操般透過「舒緩」、「放鬆」才能逐漸痊癒

對抗憂鬱沒有一招即能康復的魔法妙方。

但這並不代表這個過程要痛苦好幾年才會康復，而是指憂鬱其實是可以逐步好轉的。

先做好心理建設，不期待會像變魔術般一舉恢復健康，反而能卸下肩頭重擔來面對憂鬱，最終能讓人早些從憂鬱症狀中康復。

打個比方，就好比做伸展操。

現在做站姿體前彎，身體彎不下去，手只能碰到膝蓋的人，若突然雙手觸地，絕對會因為過於勉強而造成身體負擔。

慢慢治療憂鬱！

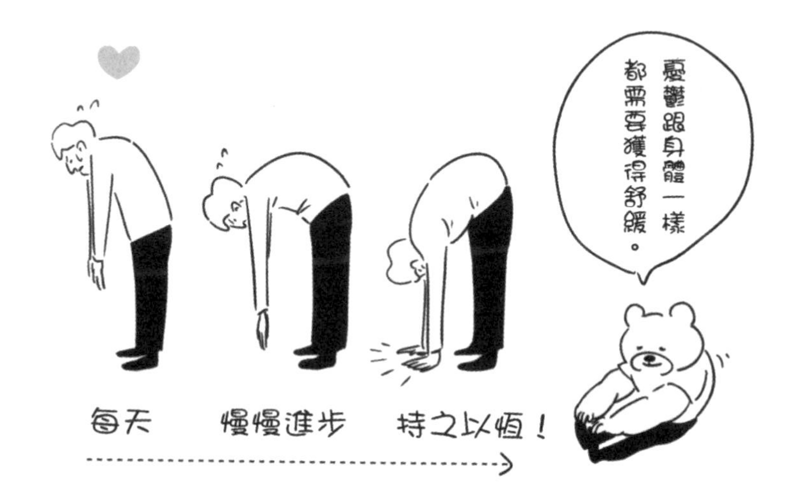

例如筋絡拉傷導致身體不適等等。

身體的柔軟度必須每天持之以恆循序漸進鍛鍊，才能確實練就。彎不下去卻強行硬拉的做法是行不通的。

對抗憂鬱也是一樣的道理。

4 走出憂鬱恢復健康不等於「回到罹病前的狀態」

陷入憂鬱深淵中最痛苦的情況之一莫過於，時常湧現真的治得好嗎、何時才會好、難道這輩子就要這樣一直痛苦下去嗎……等諸如此類的恐懼與不安。

憂鬱與心病沒有所謂的根治，症狀維持穩定達到緩解狀態就算抵達終點。在身心失調的當下，聽到這樣的解釋，只會覺得「什麼……所以結論就是治不好？結果今後還是得在憂鬱的陰影下畏懼地活著嗎……」而感到絕望。我也曾是如此，非常痛恨緩解一詞背後所代表的不確定性，猶記得當時情緒強烈反彈，心想「不管怎樣就是要痊癒」、「一定要根治！」

請勿將根治的定義解釋為「回到跟之前一樣的狀態、生活、人生」。

若像患病前一樣，即使持續睡眠不足仍舊賣力工作、用力玩耍、扼殺內心情緒，處處以對方為優先、不斷責備自己、不想去的邀約推不掉結果還是去聚餐等等。若想維持跟以前同樣的狀態，不管再痛苦仍舊硬撐，那麼憂鬱不會好轉，回到那樣的狀態也並非所謂的根治。

憂鬱的好轉、根治指的是生活態度與價值觀有所改變。

透過後續篇章所講解的方法，調整心理與身體，攝取生成神經傳導物質所必須的營養素，藉由隨書附贈的鋼琴療癒樂曲宣洩滯留於心中的情緒，憂鬱會逐漸獲得排解，走向康復。

自然而然的，生活態度與價值觀也會隨之改變。

在這個過程中會漸漸地不再對以前的生活方式有任何留戀，能夠看見新的生活方式、找出自我的路。現在的你視野過於狹隘，或許會對上述說法心存懷疑，不過有一天你會發現其實身邊有很多路可以選擇。

所以不用怕。憂鬱是會好轉的。

5 調適方法會隨著康復程度而改變

心理不適是有分程度等級的。

不適用於自己目前症狀程度的資訊是引起混亂與自責的原因。

心理不適的階段可根據內心的活力狀態大致分為「負分」、「歸零」、「加分」三個階段。

與康復程度不符的調適法是有害的

處於「負分」階段的人，首要之務就是休養生息。對有些人來說，住院或服藥是很關鍵的選擇。再來就是採取第5章的營養療法。攝取營養讓身體與頭腦恢復健康，能發

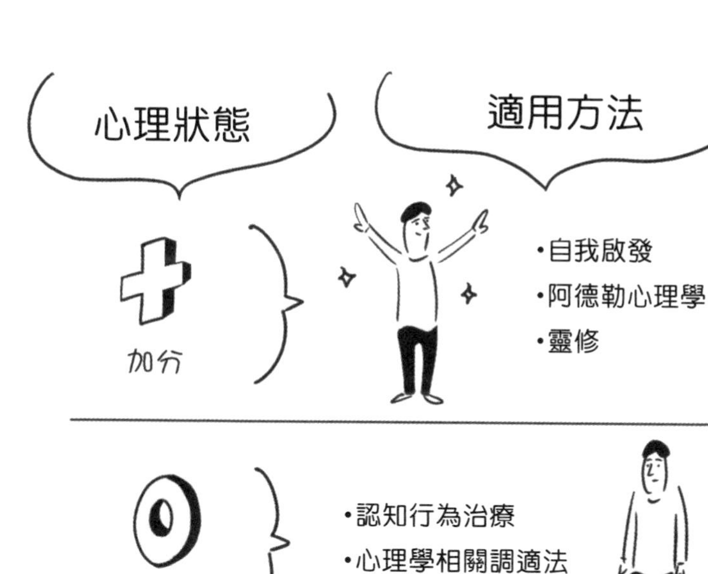
心理狀態
適用方法
加分
•自我啟發
•阿德勒心理學
•靈修
歸零
•認知行為治療
•心理學相關調適法
負分
•休養＋營養
（有些人需住院、服藥）

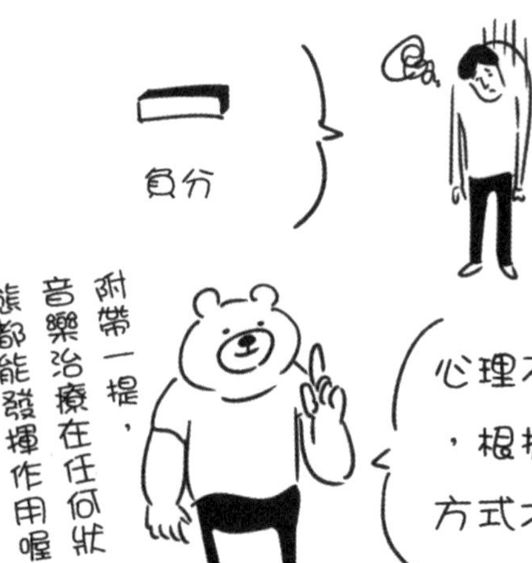
附帶一提，音樂治療在任何狀態都能發揮作用喔
心理不適是有分程度等級的，根據程度狀態採取適當的方式才能收到正面效果。

揮相當大的作用，幫助當事人從「負分」狀態走出來。

心理學所主張的自我檢視手法也不是一味執行就好。例如認知行為治療，應該是脫離「負分」狀態，進入穩定的「歸零」階段後才適合進行的。

熱門的阿德勒心理學則是對已恢復至「加分」階段的人才能發揮效果。進行靈修或閱讀自我啟發書籍，若本身的活力尚未恢復到一定的水準，有時反而會成為責備自己為何做不到的原因（詳情留待第4章說明）。

另一方面，音樂治療在任何程度狀態都能發揮作用。

憂鬱只是一個統稱，其病況與康復過程其實是有分階段的，根據病況狀態採取適當的抗病方式才能收到正面效果。這個觀念其實沒有太多人知曉，錯誤的觀念才是引起深陷病痛深淵患者混亂的根本原因。

所採取的抗病方法是否合適的判斷基準為，當實踐某些方法會感到痛苦時就應該停下，保持距離。不管是多暢銷的書籍，若閱讀起來備感難受，就是現在還沒有必要接觸這本書的證明。

6 憂鬱是內心能量枯竭的狀態

若要以「腦功能失調」以外的字句來形容憂鬱狀態的話，亦可改稱為「內心活力呈現枯竭的狀態」。

對於身陷憂鬱深淵的人而言，這個形容其實是更貼切的。

即使無法透過目視具體看見，我想大家也能感受到流淌於體內的能量是確實存在的。能量滿點時看起來便充滿朝氣有活力，疲憊不堪能量下降時，自然就會想休息。

憂鬱或心理不適其實就是此能量耗盡，卻無法將流逝的部分再補回來的狀態。

造成此狀態的理由為以下三點。

①無法生成能量（身體機能．環境影響）

②能量外洩，消失無蹤

③能量過於對外，沒有留給自己

罹患憂鬱等症狀時一定會被勸告「總之就是該休息」，這是因為不能再讓能量繼續耗損，必須透過休息促進能量增加的緣故。憂鬱或心理不適程度嚴重時，必須藉由停職等方式來調整環境，安靜休養生息。

另一方面，即便休息再久，若能量總是從身心外流，不管經過多久都無法匯聚成形。比方說持續壓抑轉化成各種情緒呈現的能量時，會導致這些能量無處排解而開始流洩。流洩的能量最終化為烏有，無法再生成新的能量。

此外，當自身能量過於對外，完全沒有留給自己時，也會隨之枯竭（詳情留待第4章說明）。

第2章

與憂鬱和平共處的要點

1 你的個性並非造成憂鬱的原因！

是否容易罹患憂鬱的心理測驗其實不能盡信。

因為家庭環境與被霸凌的緣故，我從小就吃足苦頭，也因此對心理相關領域特別感興趣，並研讀心理學。然而，當自己出現憂鬱、焦慮等症狀時，儘管我是這方面的專家，卻還是歸罪於自身心理與個性過於軟弱的緣故，實在汗顏。

其實任何人都有罹患心理疾病的可能性。

看起來與憂鬱絕緣，豪爽又樂觀，堅定表示「自殺實在太不上道」、「要死就別製造麻煩！」的成功人士，某天卻突然憂鬱纏身而選擇死亡的情況實際上也真的發生過。

就好比當今癌症罹患率急速上升的這個時代，應該沒人敢鐵齒斷言「我絕對不會得癌症」吧。

心理疾病也是同樣的道理，可是大家對憂鬱的態度卻不一樣。

請別忘記你的個性也曾幫過你自己

日本社會對憂鬱也是持有偏見的。憂鬱並非個性或毅力的問題使然，然而抱持著「憂鬱是軟弱之人才會得的」、「憂鬱就是無病呻吟」之類偏見的人（即使沒有具體說出口）仍舊很多。

憂鬱之所以無法獲得旁人理解，我認為從外在難以察覺心理不適的狀態其實也是原因之一。畢竟憂鬱並非受傷跛著腿、也不會流血，不若心臟疾病或癌症一詞那般淺顯易懂。

再說，即使沒有被別人說什麼，一旦罹患憂鬱，就會不停先責備自己。

但請別因為這樣而怪罪自己「內心很脆弱，再加上太過纖細敏感，所以才會得憂鬱症」的個性。請別忘了這項個性特質，在你的人生中也曾幫過許多忙的事實。

我自己本身從孩提時代就經常被評為神經質又過於敏感。對擁擠的人潮感到畏懼、容易受到對方情緒的影響、過分察言觀色，往往讓我感到疲憊不堪，有時甚至會因為想太多而無法行動。

不過，也託這個纖細敏感的福，讓我能從季節變化感受到流轉其中的寂寥，並化作音符，譜成樂曲；也讓我能感受到對方內心些微的悲傷而出言安慰。想太多則進化成深思熟慮，培養出觀察力，對於寫文章也有所助益。這些特質其實也有很多優點，豐富了我的人生，大大地幫了我很多忙。

你也一樣。

只不過是現在忘了自己的個性也曾經帶來許多優勢罷了。所以請別再怪罪自己的個性了。

請確實遠離批判憂鬱的人，好好守護自己。

2 想尋死並非有何具體理由

憂鬱或心理疾病最難受的地方，不光是痛苦難耐而已，還會湧現想死的情緒。

想死的情緒是起因於「腦內出了問題」。

渴望活下去的求生意志是生物原本內建的生理機制。與此求生意志完全背道而馳的「想死」情緒之所以會湧現，正是腦內程序大亂的證據。

並非因為個性脆弱才導致腦內程序亂了套。

節錄一段心理諮詢師下園壯太先生於《自殺危機與心理諮詢》（『自殺の危機とカウンセリング』）一書中的文章，內容如下。

＊＊＊

首先，心理諮詢師必須先理解一個觀念。

舉凡負債、被戀人甩了、丟工作……自殺的動機其實包羅萬象。若這些是導致當事人萎靡不振而動了輕生念頭的原因，那麼只要化解這些原因，當事人應該就不會再想尋短了。這是很常見的思維模式。心理諮詢師會詢問當事人產生自殺意念前的來龍去脈，聽完後的反應不外乎「發生了這麼令人痛苦的事，會想死也很正常」，抑或提出完全相反的見解「根本沒必要為了這樣的事想不開不是嗎」。

採取前者思考模式的心理諮詢師，會想辦法改善當事人的壓力來源（例如負債、工作上的問題、夫妻問題等）。採取後者思考模式的心理諮詢師會想改變當事人的想法，而進行勸導「犯不著把自己逼進死胡同，人生起伏端看你怎麼想」。

然而，大多數的情況是，兩者皆無法順利達成目標。當事人已抱持著「想死」的念頭，即使接受諮詢輔導時的尋死原因剛好順利化解了，下次又會因為別的理由而想不開的情況是相當常見的。（橋本強調）

＊＊＊

「想死」的原因來自腦內程式的故障

接下來，作者接連舉出好幾個病例，其中一位因為債款與離婚問題而自殺未遂的當事人，撿回了一條命，並住院兩個月治療「憂鬱症狀」。

於是乎，本人企圖尋短時「只有死才能解決一切」的絕望念頭消失了，出院時據聞已不再有輕生的想法出現。儘管負債與離婚問題完全沒有獲得任何解決，甚至在其住院期間更形惡化也未對當事人帶來影響。

被認為是造成痛苦與自殺企圖的各種理由（上述案例為離婚與負債），並非直接連結「想死」情緒的原因。

那麼，原因究竟是什麼呢。

下園先生指出原因在於**腦內的神經傳導物質失衡導致腦部程式故障的緣故**（營

養不良或心理問題也會產生此影響，留待後續篇章說明）。因此，針對「表面理由」做處理是沒有效果的。

想死並非出自某種具體原因。

先有「腦部與心理狀態失常導致想死的情緒」出現，而腦為了替想死的情緒找理由，才會向外尋找看來很像一回事的事實，讓本人認為這就是想死的理由，一切皆起因於這個機制的作用。

實際上，抗病期間每當身心狀況欠佳時，只不過是天氣不好，就會覺得彷彿被全世界唾棄；只不過是打翻了咖啡，就會覺得自己很沒用，有時甚至會想死。

回到剛剛所舉的事例，造成患者腦部程式故障的因素或許是債款與離婚也說不定。然而，腦部有所異常導致「想死的情緒」固定冒出頭後，即便負債與離婚問題獲得解決，日後也會轉而對自身的健康問題感到絕望、或是對工作上的生意往來不順而感到絕望之類的，**總而言之，腦為了將想死的情緒正當化會不斷想從外在因素歸咎出理由。**

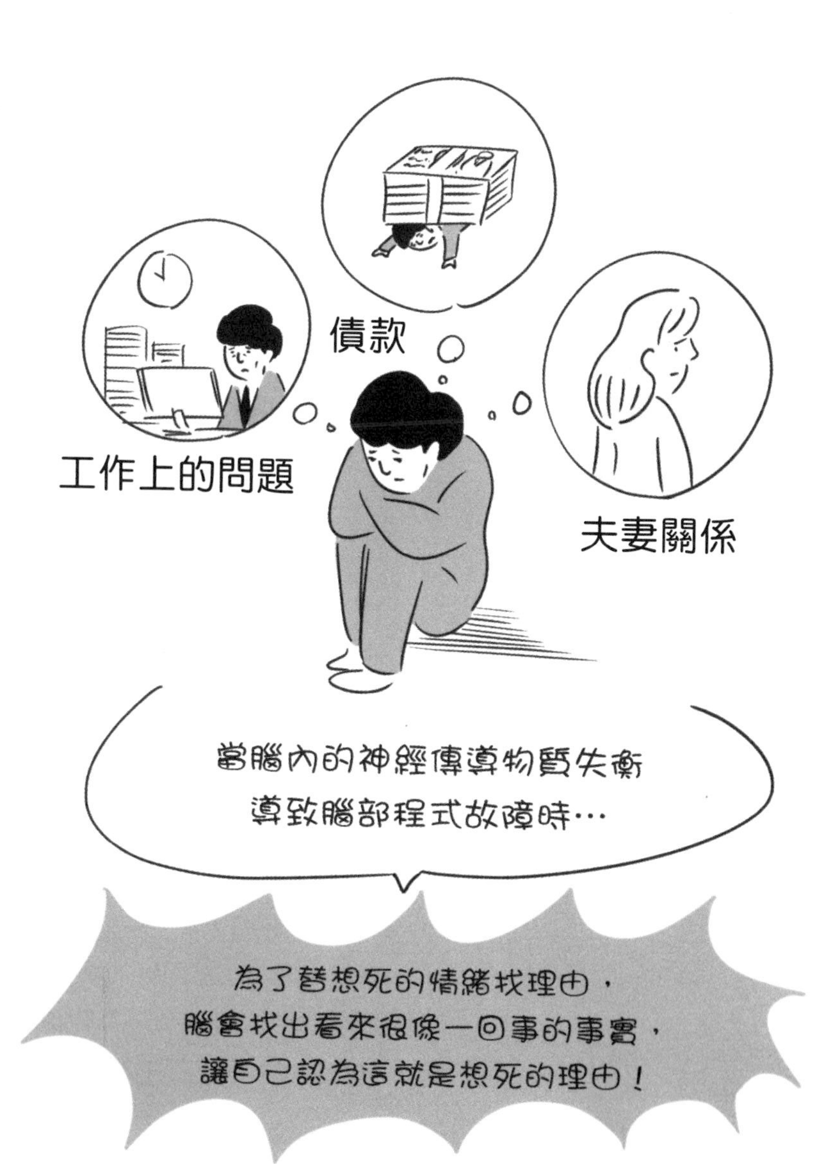
債款
工作上的問題
夫妻關係
當腦內的神經傳導物質失衡
導致腦部程式故障時…
為了替想死的情緒找理由，
腦會找出看來很像一回事的事實，
讓自己認為這就是想死的理由！

相反的，當腦部程式逐漸恢復正常後，想法自然而然會變得正面積極、較為樂觀。於是視野也會隨之變得開闊，並意識到解決問題的方法其實有很多種。

或許現在會覺得眼前的問題就是造成所有不幸的原因，然而透過本書，找回心理與生理的安定才是真正的解決問題之道。

3 會有幾天出現想死的念頭也無所謂。如果死能帶來安全感的話

假設因為腦部狀態有異而萌生想死的念頭，而且也真的將「好想死」這句話說出口時，會表現出「絕對不可以這樣想！」、「往後的人生又不見得會繼續這樣下去！」等情緒化反應的人或許還不少（對方也不知道該如何回應才好而陷入混亂）。

對於陷入憂鬱與人生苦楚谷底的人而言，「死」其實如同是結束痛苦的按鈕。正因為手邊握有這顆按鈕，反而能成為說服自己再試著多活一些日子的理由。

大家是否覺得上述之言有所矛盾呢？

身陷憂鬱深淵時，會認為這個苦楚將永無止境地持續下去，自己卻又無力遏止這些痛苦，而幾度覺得無法承受。

然而，能夠終結這個苦楚的「死」，是自己唯一能掌控的部分，思及自己隨時都能選擇赴死，反而產生了安心感。

「為了活下去」而希望「一死百了」的矛盾

請大家回想一下學生時代跑馬拉松的經驗。

雖然起跑了，腦中卻盡是兜轉著怎麼可能跑完十公里、肚子好痛、不想再跑了的念頭吧。儘管如此，還是會對自己精神喊話：「就跑到下一座電線桿為止吧」，然後越過一座又一座的電線桿，就這樣一步接一步地愈跑愈遠。

想死之人的情緒就像這種感覺。飽受巨大苦楚的折磨，卻只能朝著看不見的終點不斷跑下去，令人備感絕望。

「再活個一年就可以放手了。」

「活到下一個生日就可以從人生競賽退場了。」

大家都是這樣鼓舞自己再接再厲跑下去的。

拜死亡這項選擇所帶來的「隨時都可從這個痛苦中解脫」的安心感所賜，反而能讓人努力試著再多活一些時日。

抱持著輕生念頭的人，想死的情緒是真實的，即便如此仍舊試著活下去，盼能擺脫這些苦楚的糾纏也是真實的。在其內心深處其實用力吶喊著，我要想盡辦法活下去。

「為了活下去才會想死。」

萌生想死的念頭其實是對自己發出無論如何都要活下去的鼓勵，還請別忘了這一點。

4 建議大家多看幾位醫師

從醫療觀點出發，治療憂鬱或心理疾病的第一選擇是服藥。憂鬱或心理疾病的抗病過程中，最困難的部分之一就是找到合適的藥物。各界對於服藥其實有各式各樣的意見，在這裡就略過不談（本篇將服藥視為抗病方法之一，先秉持中立立場）。

因此，醫師與藥物的合適度是非常重要的。

精神科與身心醫學科的醫師通常不會幫患者做心理諮詢。醫師能做只有開立藥物處方而已。醫師並非傾聽煩惱的專家，而是做出評估判斷，開立適合患者藥方的專家。

正因如此，醫師有義務確實聽取患者對藥物所提出的不安或疑問，詳實說明直到患者明白為止。也須詢問患者對服藥事項的要求，明確表達何者可行何者不可行，並讓患者了解接受。

遺憾的是，態度高壓的精神科醫師並不在少數。有些患者因而感到退卻，不敢詢問醫師轉而在網路上求解，這樣定期上醫院根本沒意義。

值得信賴的好醫師條件

同時間看好幾位醫師的逛醫師行為雖然評價兩極，不過我的意見是「在找到適合的醫師之前就徹底逛個夠」。

態度高壓的醫師、除了服藥以外全盤否定其他治療法的醫師是不推薦的。

◎確實聆聽患者所言而不從中插嘴打斷
◎誠懇詳實回答患者的問題
◎面對患者吐露服藥的不安時不會把氣氛搞僵

目標就是找到這樣的醫師。選擇可以毫無忌憚向其發問的醫師、甚至讓人覺得見到該醫師是很愉快的才是最佳人選。

至少也請選擇不會讓你覺得上醫院是件苦差事的醫師。

另外，直到找出適合的藥物之前，願意讓患者經常就診的醫師是比較好的。即使患者覺得每週上醫院很麻煩，還是說服患者預約，以期掌握患者任何微小變化的醫師是值得推薦的。這樣不但患者能適時與醫師溝通，醫師也能慎重為患者調整藥方。

但是，無論醫師有多親切優秀，畢竟不是當事人，所以拯救你的其實並非醫師。不過度依賴，只將醫師視為藥物專家請益，保持禮貌與適當的距離。

別忘了，對抗疾病的並非醫師而是患者自己本人。

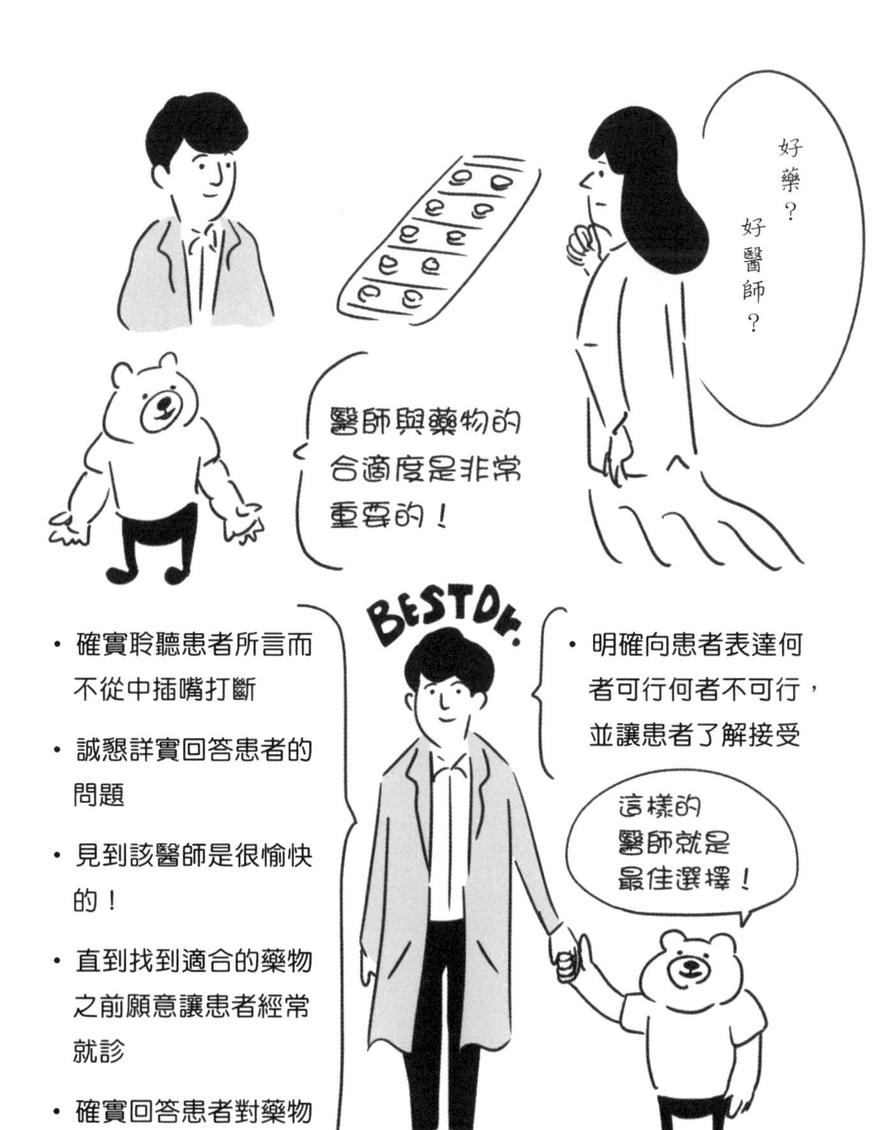
好藥？
好醫師？
醫師與藥物的合適度是非常重要的！
BEST Dr.
・確實聆聽患者所言而不從中插嘴打斷
・誠懇詳實回答患者的問題
・見到該醫師是很愉快的！
・直到找到適合的藥物之前願意讓患者經常就診
・確實回答患者對藥物所提出的不安或疑問
・明確向患者表達何者可行何者不可行，並讓患者了解接受
這樣的醫師就是最佳選擇！

5 理解「旁人終究無法理解」的這項事實

與心理不適對抗作戰時，我想最痛苦的莫過於「沒有任何人了解我的苦」這一點吧。

在我墜入憂鬱深淵的那段期間，除了求助朋友與家人外，也積極找醫師、心理諮詢師等專家面談，持續對話，希望他們能懂我的苦楚。

直到最後我終於明白，**「要旁人懂我的苦其實是奢求」**。在這個節骨眼我才放下自己的一廂情願，心情反而變輕鬆了。

這就好比，就算費盡九牛二虎之力，我都無法體會生孩子的苦痛那樣。即便是男性婦產科醫師，身為該領域的專家也無法體會生產的痛與苦。就跟這個道理一樣。

這與對方是否為憂鬱過來人無關

身陷憂鬱苦楚深淵時，最想求的並非建議或解決方法，而是有人能對我們的苦表達關懷。如果可以的話，甚至希望能獲得對方出言安慰：「這樣真的很痛苦耶，我能明白。」

遺憾的是，這番話只有嘗過苦楚的過來人才說得出口。

不過，我曾遇過一個例外。沒有心理疾病病史的友人向我表示：「我完全無法想像這些痛苦，但你若想訴苦儘管跟我說。」

這名友人徹底傾聽我所說的話，並做出友善回應：「原來會出現這些狀況啊，那一定相當難受的。」，試圖了解我的感受，願意陪著我面對痛苦，大幅減輕了我心中的負擔。

說實在的，是否為憂鬱過來人其實一點關係都沒有。不否定對方、不強迫對方接受自己的價值觀、即使不明白還是會試著理解對方的人，就是願意扶持你的人。有對象可以傾訴苦楚時，心情會變得輕鬆。能聊憂鬱病症相關話題的對象能成為你的救星。

但是**請別逢人便傾訴心理不適的煩惱**。即使覺得這個人或許可以信任而滿懷期待地說出心事，若對方隱約露出退避三舍的反應，就別再向對方訴說了。不要自己一頭熱是很重要的。

會對憂鬱或心理不適話題呈現排斥反應的人、目前自顧不暇沒有餘裕聽你說話的人，這些人本身其實也面臨著我們無從得知的各種狀況。

為了保護自己不受傷害，選擇願意理解、試圖理解我們的人是很重要的。或許周遭之人不太能對我們的苦感同身受，但是一定會有人願意了解、試圖了解我們的。

即使沒有人願意理解你也沒關係。從下一章開始介紹的方法與隨書附贈的鋼琴療癒樂曲，會撫慰你的苦楚，陪著你一同邁向康復之路。

第3章

音樂能對憂鬱奏效的理由

1 將音樂作為抗病利器的音樂治療

音樂對於憂鬱或心理疾病的康復能發揮很大的作用。

音樂治療是透過音樂提升心理與身體狀態的療法。

音樂治療約於1990年代開始在日本受到矚目。針對照護機構或需要特殊教育的孩子、高齡人士，提升其復健或職能治療的效果、排解入居壓力等等，音樂被廣泛應用於各種臨床研究上。

「就是什麼都不想做！」時，音樂便能發揮效用

也因為這樣，音樂治療往往帶有強烈的物理治療或照護輔助的色彩，然而音樂治療

並非只適用於某特定醫療現場的療法。

我對音樂治療的定義如下。

「將音樂做為幫助恢復身心健康、放鬆情緒、控制壓力的工具。」

一般通常將音樂當作一種嗜好或娛樂加以消費利用。另一方面，音樂治療是將音樂當成工具，目的是促進身心狀態好轉。

在擁擠不堪的電車內或塞車時，聆聽自己喜歡的音樂，保護身心免受塞車的煩躁感或通勤壓力的影響，或是聆聽音樂緩和緊張情緒也是很典型的音樂治療方式。

覺得就是什麼都不想做、什麼都做不來的憂鬱時刻，不妨在床上聽聽音樂吧。這即是貨真價實的音樂治療，音樂會舒緩你的憂鬱。

2 音樂的能量能對心理與情緒產生作用

音樂能直接對心理層面產生作用是無庸置疑的。無須刻意搬出音樂治療這樣的說詞，聆聽音樂後內心恢復活力，或者是被音樂感動而忍不住紅了眼眶，相信你應該也有過這樣的經驗。

請想像一下沒有配樂的電影。無論是悲傷的片段或緊張的場面，都會失色不少。反之，透過音樂能增添每場戲的戲劇效果，帶動觀眾的情緒，獲得更深的感動。就像結婚典禮時播放的應景歌曲，會忍不住讓人百感交集而流下淚水那樣。

音樂本身就是能量，雖然無法目視，這份能量卻具有直接對我們的心靈產生作用的力量。

無法看見的音樂能量會
直接對無法看見的情緒
或心靈產生作用喔。

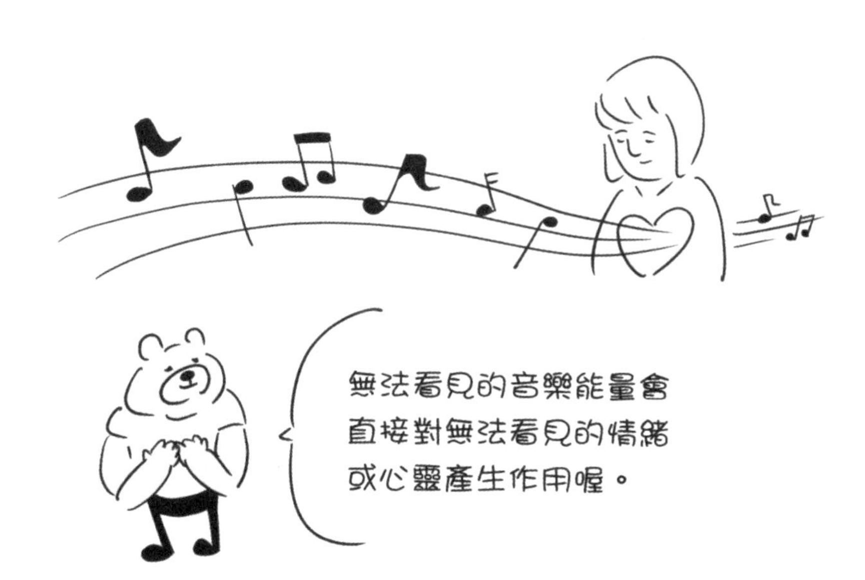

實際上，聲音是具有力量的。聽高頻音樂能活化並促進腦部健康，反之，風力發電的風車所發出的低頻噪音往往讓附近居民感到頭痛或身體不適。這些都是因為聲音具備能量所引發的現象，所以說聲音是會對人體產生影響的。

無論是情緒也好心理層面也罷，都是無法看見的，但我們能確實感受到其存在。憤怒悲傷喜悅全都是能量。**音樂與情緒皆為無法目視的事物，能強烈互動產生反應，因此音樂很容易對情緒、心理狀態產生作用。**

3 眼睛看不見的「音樂」與眼睛看不見的「憂鬱」很合拍

無法目視但確實存在的音樂，能溫柔觸及同樣無法目視的心理不適狀態，減緩不安或悲傷、憤怒等內心的負面情緒。

其力量遠比各位所想像的還要強大。

不過只有一點需要注意。

請選擇符合身心狀態的音樂聆聽

音樂治療的基本概念為「同質原則」，須配合當下的情緒選用音樂。

悲傷時聆聽抒情慢節奏的音樂，因憤怒等因素導致情緒亢奮時則聆聽快節奏的音樂，乃該原則的主張。

當情緒低落時，可能會覺得舞曲之類充滿活力又激昂的音樂能鼓舞情緒，但這是錯誤的。因為有時情緒跟不上音樂，無法樂在其中反而會覺得更加沮喪。

就像憂鬱發作時，與活潑樂觀的朋友相見，就算對方態度無比熱情，我們只會覺得招架不住而已。當對方願意悄悄貼近我們的低落情緒時，我們才能真正打開心房，吐露自己其實「很難受」。

同樣的，**當音樂貼近你的心時，內心的情緒會被消化吸收，能量因此得以恢復。**

就像只要找人傾訴心事後心情就會變輕鬆一樣，能貼近你內心深處的音樂，便能緩和你的憂鬱與心理不適的症狀。

4 透過隨書附贈的鋼琴療癒樂曲減緩憂鬱

「那該聽什麼音樂才好呢？」

相信各位讀者一定會有此疑問，所以本書才會附贈ＣＤ音樂。附贈ＣＤ收錄了我為本書所譜寫、演奏的各式主題鋼琴曲（請參閱第10頁）。根據音樂治療的概念編寫，全神貫注地用心演奏，盼能助大家恢復心理健康。

只是漫不經心地聆聽也行

不講艱澀理論，一開始請先聽完所有樂曲即可。聆聽的曲目順序可自由決定，反覆聽同一首也ＯＫ。只需聆聽即可，不做任何事也無所謂，也沒有規定一天要聽幾小時。收聽時請調整至自己覺得舒適的音量。

「就是什麼都不想做」、「很難受不想聽見任何聲響」時，更應該試著聆聽這片ＣＤ。身心狀態奇差無比時，只要躺著收聽即可。

光是做到就這樣就夠了。這樣做就能將音樂的能量活用。

精神上較有餘裕的讀者，可以一邊想像音樂對停滯的情緒產生作用，幫助情緒順利排泄而出的情景，收聽起來會更有效果。

建議大家可將音樂下載至智慧型手機或可攜式音樂播放器，供外出時聆聽。這些音樂會成為保護你外出時免受不安、煩躁影響的特效藥。

5 鋼琴療癒樂曲實踐法①補充能量

不僅是西洋醫療，我還鑽研過東洋醫療、替代療法。在各式各樣的方法中，我發現與「氣（能量）」相關的調適法是全球共通的。就像「元氣」、「病氣」意指身心狀態般，心病也與「氣」的流通凝滯有關。

本篇要向讀者們介紹一則替代療法，是能夠搭配本書的鋼琴療癒樂曲即刻進行的「氣（能量）」實踐法。

運用雙手進行的能量補充法

聆聽本書附贈的鋼琴療癒樂曲的同時，請將手貼放於胸部或腹部。

最初的實踐法執行內容就只有這樣而已。

過程中需仔細感受胸部或腹部會隨著手掌的貼放而慢慢升溫變熱的現象。這項實踐法並沒有特別規定要做多久，三十秒或三分鐘皆可，或躺或舒適地坐著，呈現放鬆的姿勢將手貼放在腹部或胸部。

請勿出力按壓，放鬆即可。雙手交疊或只用單手都無所謂，一手放胸部一手放腹部也行，做法自由沒有特別的規定，原則上只要自己覺得輕鬆舒適就好。

執行此方法時呼吸會自然地變深，另行搭配深呼吸也是很推薦的做法。

進行過程中睡著了也沒關係。

一邊聽著鋼琴療癒樂曲，輕柔地將手貼放在自己的胸部或腹部，能讓能量的流通變順暢，情緒開始獲得消化吸收，能量也會一點一滴慢慢地注入枯涸的心靈之杯。

此方法為鬆綁心結、調整身體氣流的東洋能量補充法之一，（除了想深入鑽研之外）其實沒有必要透過研習會等方式進行訓練。只要搭配鋼琴療癒樂曲，無論任何人都能立刻做到，畢竟這並非只有少數人才有辦法練就的技術。

聽著鋼琴療癒樂曲，將手貼放自己的身體時，請試著想像原本朝外的能量箭頭，修正方向轉往自己的情景。

請透過輕柔撫觸身體的具體行動向內心喊話，傳達今後會好好愛自己的意念。

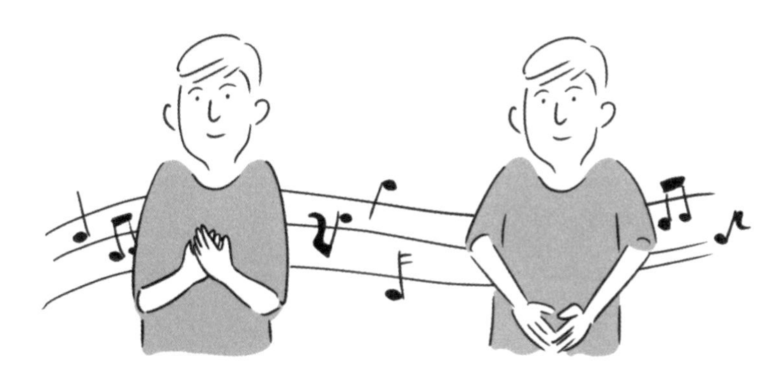

一邊聽著鋼琴療癒樂曲，
將手貼放在自己的胸部或腹部。

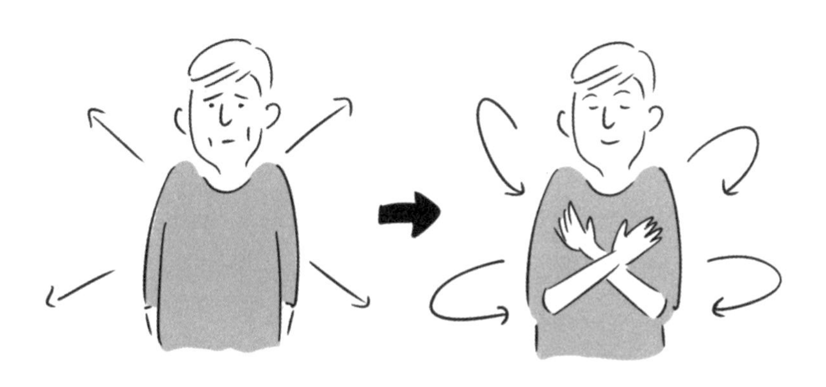

想像原本朝外的能量箭頭，
修正方向轉往自己的情景。

6 鋼琴療癒樂曲實踐法②自我體恤

聆聽鋼琴療癒樂曲的同時進行自我體恤，對於心理層面的恢復是相當有效的。請對一路努力撐到現在的自己表達**「一定很難受吧，謝謝你這麼努力，你真的很棒」**的感謝之意。

請一邊聆聽鋼琴療癒樂曲，緩緩輕柔地撫觸自己的胸部、腹部、頭部。就像不著痕跡地安慰自己親愛之人那樣。溫柔地觸摸身體，對自己表達**「不用再勉強撐下去了喔，你已經做得夠好了」**的體恤之意。

當親愛之人溫柔地摸摸你的頭、抱抱你時會覺得很安心吧？當我們對自己這麼做時，能夠逐漸學會珍惜自己、以自己為優先，進而提升自我肯定感。

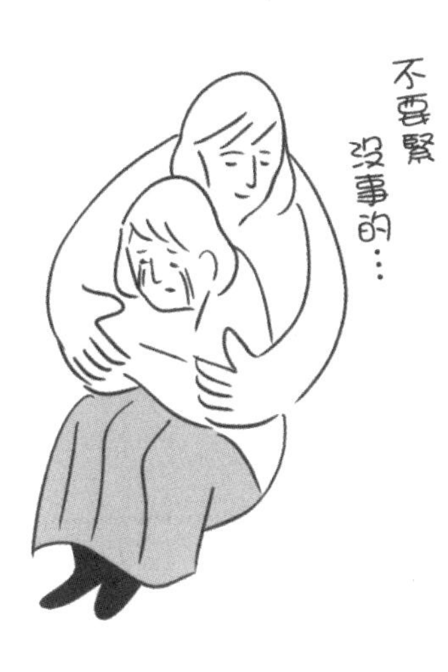

回想起痛苦過往時，請一邊想像如今已長大成人的自己靜靜陪伴在當時苦苦掙扎、從小勉強自己到大、內心苦不堪言卻努力當個好孩子的幼年自我分身身邊，並告訴彼時的自己**「不管發生什麼事我都是最挺你的人，不用怕喔。」**

聆聽鋼琴療癒樂曲的同時，請撫觸自己的身體，就像擁抱自己那般，溫柔撫慰當時飽受苦楚的自己。

7 鋼琴療癒樂曲實踐法③ 認同自我情緒圓滿放下

欲從憂鬱狀態走出來最重要的一點是，確實感受情緒（詳情留待第4章說明）。本篇要介紹使用鋼琴療癒樂曲，**讓日積月累的情緒一點一滴消化分解，最終盡可能圓滿放下的方法。**

尋找情緒的潛藏處

因為痛苦的情緒而感到難受時，請試著聆聽鋼琴療癒樂曲，同時全身上下仔細感受「這個不安的感受究竟來自身體的哪個部位？」。煩躁不耐時則試想「這份怒氣是從身體哪裡發出的？」、回想起悲傷之事時，則集中意識思考，「這個悲傷的情緒直到現在還殘留在我身體某處嗎？」

不論是現在還是過去所發生的事、當下湧上心頭的情緒、不愉快的感受，都請試著問問自己的身體，這些情感究竟藏身於何處。大部分會分布於胸部或腹部，有時候會出現在頭部、或籠罩在頸部周圍、甚至其他出乎意料的地方，自己大致上或多或少能感受到這些情緒被關在身體的某處。

即使不確定也無所謂，大概鎖定目標範圍後，請輕柔地將手放在該處，單手也沒關係。或躺或坐，以放鬆的姿勢將手貼放在感受到心痛情緒滯留的地方。

想像自己正陪伴在這些情緒的身邊。

不否定情緒，用心「感受」的實踐法

貼放雙手的同時請勿否定該處所湧現的情緒，只需靜靜感受就好。無論是憤怒、悲傷還是不安，請確實感受著「好難過」、「好火大」等原始情緒。若覺得什麼都不想做時，就隨著自己的心意，並告訴自己：「我懂這種什麼都不想做的感覺，這也難怪」，認同接納這些情緒。

實際說出口時能更加感受到接納內心情緒的真實感。無論是輕聲細語或低啞自語都無所謂，請將手貼放在情緒潛藏處並向其訴說，「一直以來相當痛苦吧、現在感到不安很煎熬吧、只能靠睡眠來逃避應該很焦急吧、很難受吧」、「生氣是很正常的啊，不用覺得有何不妥」。

聆聽鋼琴療癒樂曲時，請一邊想像自己貼近這些情緒給予溫柔撫觸，不讓難受的情緒孤軍奮鬥，陪伴著它們一起度過的情景。

在這個過程當中，情緒的潛藏處或許會有所變換，或許會從胸部移動到腹部。若產生這種感覺時，請將手改放在腹部，感受該處所湧現的情緒。不用幾分鐘應該就能感受到內心漸漸變得輕鬆的現象。

執行這個實踐法之前，難受程度屬於十個等級狀態中的哪個階段，以及做完實踐法之後，程度又有什麼樣的變化，透過數字兩相比較便能一目了然（例如，實踐前的怒氣等級為9→實踐後為3）。

這個方法並沒有規定一次要做幾分鐘。做到所有樂曲播完也可以，或是只做一分鐘、只隨著一首樂曲做完就算完成今天的任務，再來只是單純聆聽ＣＤ也無所謂。

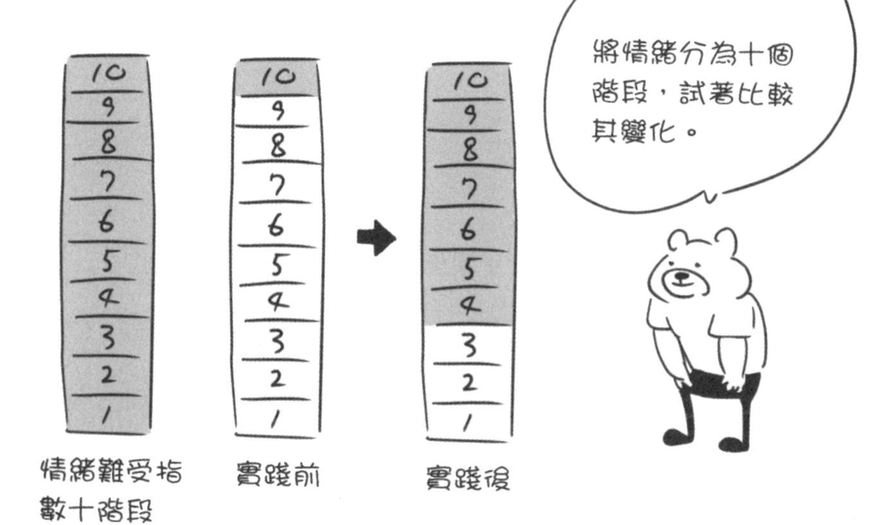

無須想得太難，就是聽著鋼琴療癒樂曲將手貼放著身體，並陪伴在湧現而出的情緒旁即可。「實在令人惱火」、「一定很難受」、「其實很傷心吧」，請認同並接納自己的情緒。**不帶任何的評判，成為自身最強大的靠山，並溫柔地撫觸自己。**

藉由音樂的力量讓情緒消化分解，憂鬱也會逐漸消退。

第4章

透過心理調適法擊退憂鬱

1 並非任何心理學療法都能見效

要擺脫憂鬱恢復健康，心理學治療方式能發揮作用自是無需多言的，心理諮詢中經常採用的「認知行為治療」也是心理學治療方法的一種。**這是逐步修正因憂鬱而扭曲的認知**（想法），**培養新思維模式的方法論**。

心理療法對處於負分狀態的患者是無效的！

然而，要進行此認知療法（或其他心理療法）的重點在於患者已從憂鬱狀態恢復到一定的程度。對處於嚴重負分狀態，甚至連從床上爬起來都有困難的人而言，要針對心理層面做治療實屬言之過早。

在負分狀態下採用心理治療法是行不通的！
為時尚早啦
認知療法
心理學

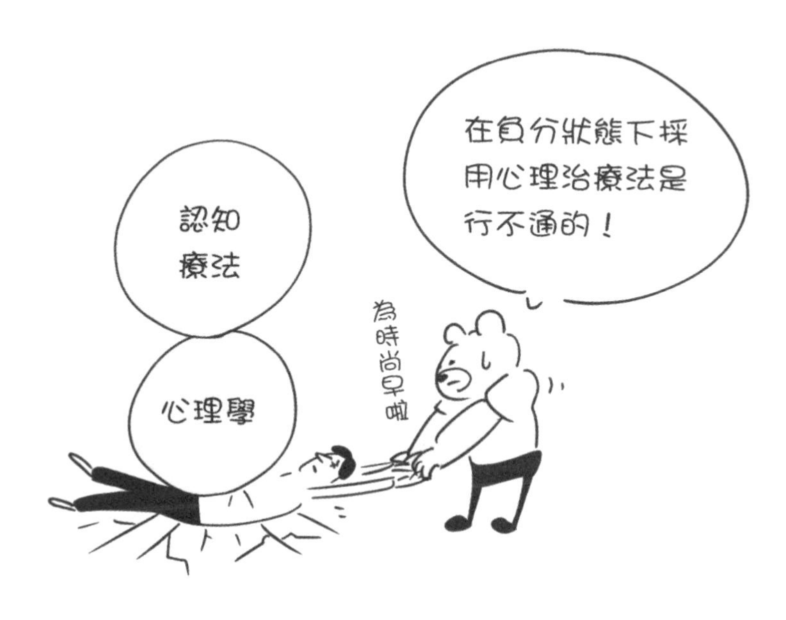

採用心理治療方式需待患者能量回復到一定程度，否則是不會有效果的。

要導正已經變成反射性的心理壞習慣（思維壞習慣）或創傷，能量必須回復到能夠面對自我的程度是很重要的。

若不明白這點，在憂鬱病況膠著時接受認知行為治療或心理治療，只會適得其反而已。往往會怪罪自己「無能為力改變一切」。

請記得依據康復階段採取適當的心理調適法。

2 阿德勒心理學對憂鬱症患者而言是下重藥

自2014年左右蔚為風潮的阿德勒心理學，也是無法推薦給憂鬱患者的療法。

在阿德勒心理學捲起風潮前，我一直將其視為欣賞的心理學學派之一並深入研讀。然而，**阿德勒心理學必須由身心健康之人來執行才更能發揮效果，適合的對象是已經脫離負分狀態的患者。因為阿德勒心理學其實是比較接近鼓舞自我的自我啟發心理學。**

自我啟發論一不小心就很容易助長自責的念頭，演變成過度的自我責備（實際上讀了阿德勒心理學後變得更痛苦的人並不在少數）。

阿德勒心理學是對自己相當嚴苛的一門心理學，因此能量必須回復到足以承

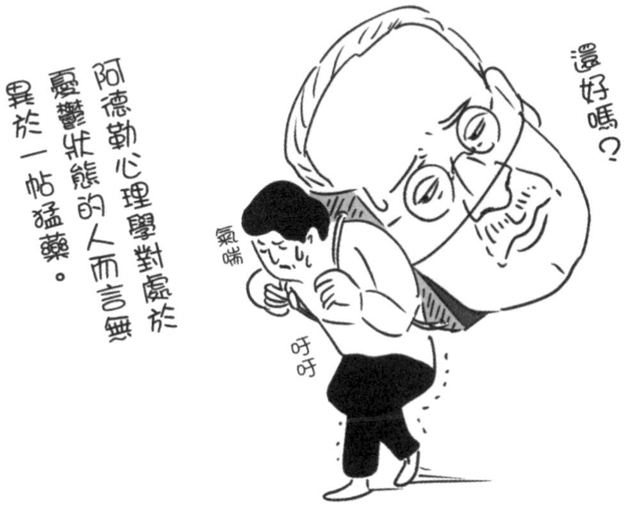

還好嗎？
氣喘
吁吁
阿德勒心理學對處於憂鬱狀態的人而言無異於一帖猛藥。

受該學說論點的程度。

阿德勒主張「自己現在的不幸，並非過去的原因所造成的」。

「並非因為過去的原因才無法前進，而是不想往前走才會對過去感到煩惱」是阿德勒心理學的觀點。對於這個論點我是持半贊成的態度。實際上，活在過去，不斷將過錯推給別人導致症狀更加惡化的人也所在多有。（患者本人認為這樣對自己比較有利，下意識地選擇不要恢復健康的狀態）。

另一方面，仔細琢磨過去的情緒並加以消化分解（完全感受理解）而恢復健康的也大有人在。

3 森田療法有時會變成「忍耐療法」

活躍於大正時代的精神科醫師森田正馬所創立的精神療法——「森田療法」，幫助許多人減輕憂鬱症狀。有別於從佛洛伊德與榮格學說衍生而出，以精神分析療法為主軸，試圖去除患者心理苦楚的西洋心理學（認知行為療法亦含括其中），**森田療法是屬於東洋式符合日本人作風的哲學調適法。不試圖除去苦惱的原因，而將重點放在接納的心態。**

◎「做得到的事（能透過自我努力改變的事物）」絕不馬虎，「做不得到的事（自己無能為力的事物）」放下便是。

◎會感到不安是很自然的現象，想反抗這個自然的現象試圖加以改變，才會讓煩惱加深，導致症狀出現。

◎會感到不安是很理所當然的現象，不安就讓它不安，只要做好眼前的事即可，這樣就夠活下去了。如此一來，解決之道就會自然浮現。

承上所述，森田療法並不對苦惱或不安另眼相待，而是主張與其共生。這個想法讓有些人覺得活下去這件事變得比較輕鬆。我自己本身也曾受助於森田療法。

然而，森田療法也跟阿德勒心理學一樣，對保有一定能量程度的人而言是有效的，**對於能量已枯竭的人而言，搞不好會變成忍耐療法**。我認為森田療法適用於身心狀況已經恢復到一定程度的人，或者是在憂鬱症狀加重前採用此方法。

4 個人過往、有無生育經驗、以及家人會與憂鬱有關嗎

在拙作《別怕，你的心一定能重拾活力》（原書名：『大丈夫、あなたの心は必ず復活する』KADOKAWA）中，以森田療法的論點為主，提到不觸及過往，與不安同行的同時讓心理恢復健康的方法。

無論是阿德勒或森田都清楚指出「過去並非原因所在」、「無須清算過去」。實際上，不被痛苦過往所束縛，甚至將其化為動力活得十分開朗的人相當多。**但其實這兩派學說也只不過是多不勝數的心理調適法當中的其中兩種，並非任何人皆有效的萬靈丹。**

完美無缺的心理療法是不存在的

實際上，回顧過往導致症狀惡化的案例（諮詢師功力不足也是原因之一），已經由心理學者暨記憶研究專家，伊莉莎白・羅芙托斯提出。

這也是針對「精神疾病的原因不由分說全都歸咎於PTSD（創傷後壓力症候群）」學說所提出的反彈。羅芙托斯明確指出，接受觸及過去創傷記憶的治療後，病況較治療前更為惡化的患者實例。

我讀研究所時也因太過深入鑽研PTSD導致後來產生反作用，而且觀察當事人的實際恢復過程後，也讓我一時對分析過往的心理治療法感到疑惑，轉而以不接觸過往的療養方式作為主軸。

然而，現在我卻深刻體會到，透過回顧過往的方式進而促進康復的人其實相當多的這項事實。舉例來說，對有些人而言，小大人心理狀態或失職父母問題是無法避而不談的過去，有時這也是造成當事人憂鬱或恐慌的要因之一。

探究過往個人經歷只是其中一種心理治療方式，對過去進行療傷並非對抗憂鬱的全面性手段，持相反主張不探究過往的森田療法能對部分人士見效就是最好的證明。再者，根據康復的進展程度，適用的心理調適法也會隨之改變。

總之，「只要透過這個心理療法就能痊癒！」的說法是不該相信的。無須想得太難，**不要自行斷定「這個心理學就代表一切」**。保持彈性開放的心態是相當關鍵的，這樣才能幫助你盡早找到合適的心理療法。音樂治療或營養療法對於恢復心理層面的健康也有相當大的益處。

此外，過去的創傷問題往往難以自行處理解決，所以並不是一味碰觸過去的傷口就好，重要的是該如何面對。有時也會需要借助擁有相同經驗的人所組成的組織（自助團體）或諮詢師的幫忙，不過**從今天開始就可以自行實踐的心理調適法，就是練習靜心感受目前的自我情緒而不加以否定**。

第3章所介紹的搭配本書鋼琴療癒樂曲進行的各種實踐法，有助於大家做好這項練習。

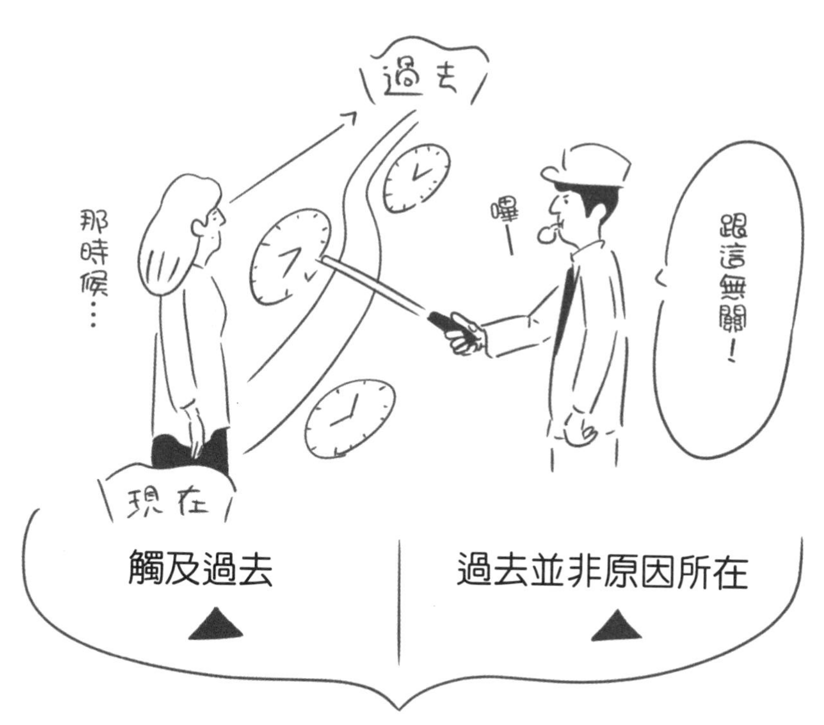

觸及過去 ▲

過去並非原因所在 ▲

不該斷定「這個心理學就代表一切！」

首先應該進行「靜心感受目前的自我情緒而不加以否定的練習」。

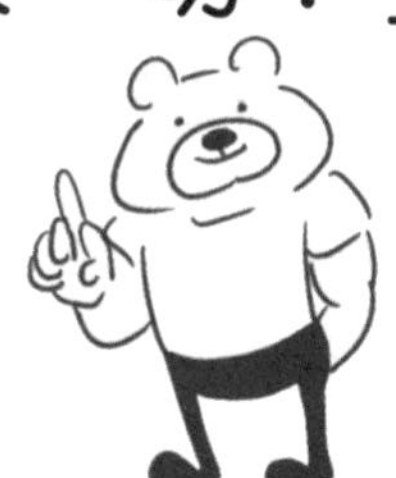

5 不是「以自我為中心」，而是學會「以自我為優先」是很重要的

要走出憂鬱恢復健康最重要的一點是，切換成以自我為優先的思維模式。在我飽受憂鬱之苦的那段時期，海外的朋友曾再三告訴我：「翔太，你太以他人為優先了。要到何時才學得會『I come first』啊！」還叫我跟著一起複誦「I come first」。

朋友不斷灌輸我這個觀念，要先想到自己，自己必須優先於任何人任何事。

日本人根深蒂固的「以他人為優先」的想法是一種荼毒

在日本，尊重對方給予優先、不給周遭添麻煩，往往被視為比什麼都重要的觀念。體貼對方互諒互讓、回應對方的期待是很高尚的情操……。我認為這既是日本的文化，也是日本人的美德。

另一方面，忽視自我感受一味犧牲自我的行為甚至形成一股美化風潮，習慣過分犧牲自我後內心必然會感到吃不消。這種過度以他人為優先的想法，並不存在於我的外國朋友身上，幾乎可說是零。

深受日式思維影響的我，看到海外朋友的作風時一開始也曾覺得「怎麼會這樣！這根本就是耍任性嘛！」但他們將保護自己、**對自己好視為最優先事項，不至於犧牲自我到將所有能量都用在他人身上。**

他們的觀念並非一把將對方推開只求自己得利的「以自我為中心」，而是「有多餘的能量來體貼他人固然很好，但先決條件當然要先滿足自己。連自己都無法滿足了怎麼可能有餘力幫助別人」，他們心中的這項基準是相當明確的。

習慣以他人為主的人對於以自我為優先的做法會覺得有罪惡感。

今後請逐步調整想法，一點一滴慢慢改變。

請先裝滿自己的水杯再說

假設你的內心有一個盛裝能量的杯子。**先將自己的杯子裝滿後，溢出來的部分才用在別人身上。**

不這麼做的話自己將會枯竭殆盡。

我的外國朋友們深深明白這個道理。

在日本，如果以裝滿自己的杯子為優先的話，有時會被批評為任性、以自我為中心、沒常識、小家子氣、自私自利。可是話說回來，以自己為優先究竟何錯之有。你的身心只能靠你自己來照顧，所以寶貝自己以自己為優先又有那裡不對呢。然而，一直到我踏出日本，體會到外國朋友的處事態度前，我深信以自己為優先是萬萬不可的行為。

不讓自己的杯中能量流失、裝滿自己的杯子乃最優先事項，將自我優先視為罪惡而忍不住自責的習慣今後必須慢慢矯正過來。

透過這項練習能減輕你的憂鬱與心理不適的症狀。

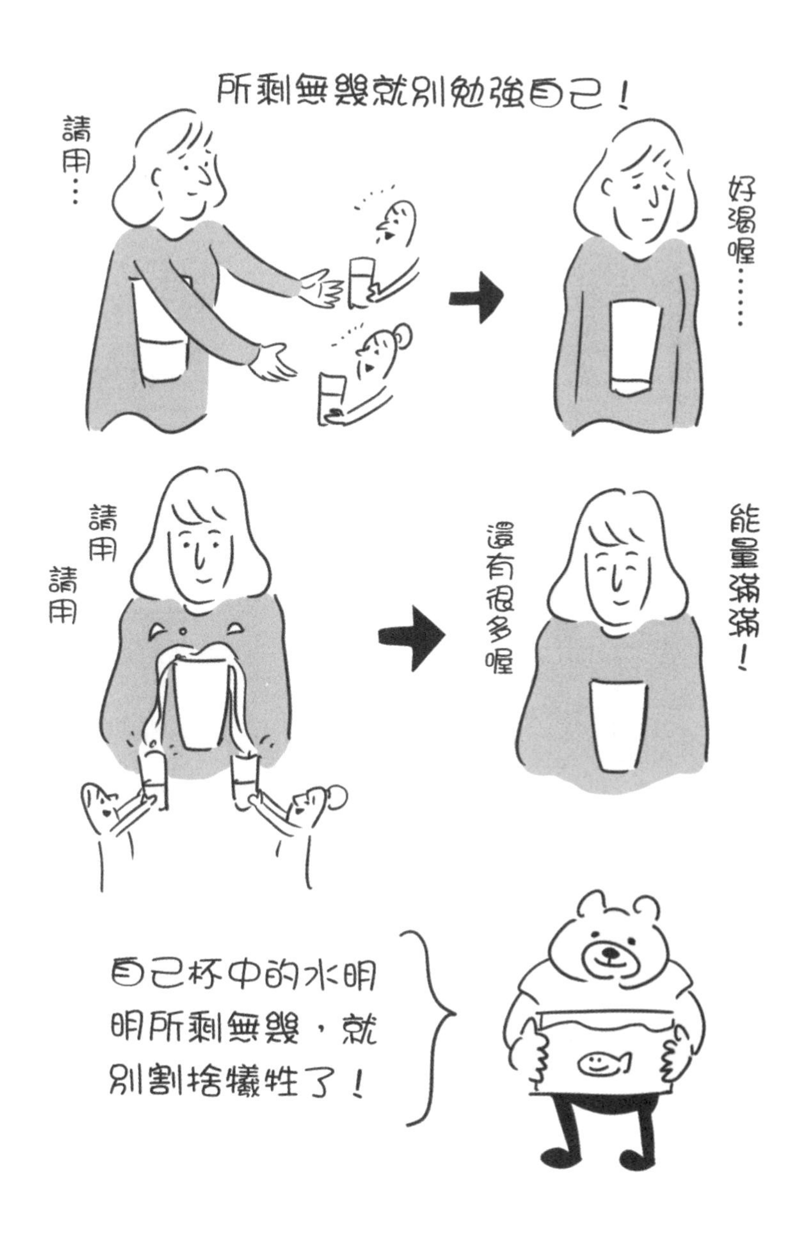
所剩無幾就別勉強自己！
請用⋯⋯
好渴喔⋯⋯
請用
請用
還有很多喔
能量滿滿！
自己杯中的水明明所剩無幾，就別割捨犧牲了！

6 得先幫自己戴上氧氣面罩！

搭乘飛機時，機內會播放機上安全宣導影片。其中一定會出現的片段就是，遇緊急情況時，家長應該先行戴好氧氣面罩，而非先幫孩子佩戴。

當機內開始濃煙密布時，你一定會想先幫自己的孩子戴上氧氣面罩而將自身安危放一邊。如此一來，在你幫孩子戴好氧氣面罩前，可能就會先受到濃煙侵襲而失去意識。

一旦你失去意識，還沒戴好氧氣面罩的孩子也會跟著倒下。若你不能確保自身的安全，根本無法幫助任何人。

要擺脫憂鬱，必須徹底捨棄以他人為優先的思維模式。

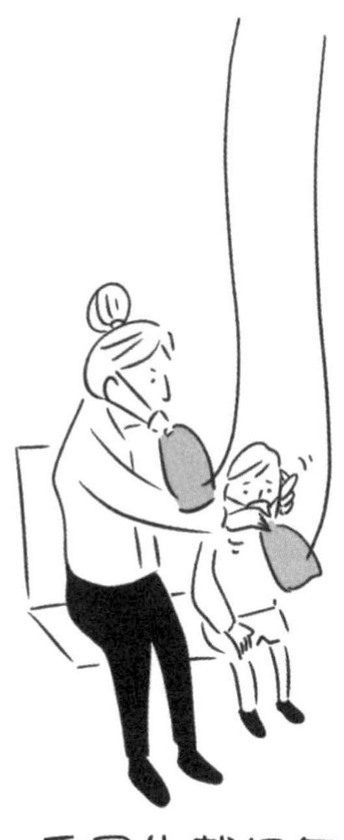
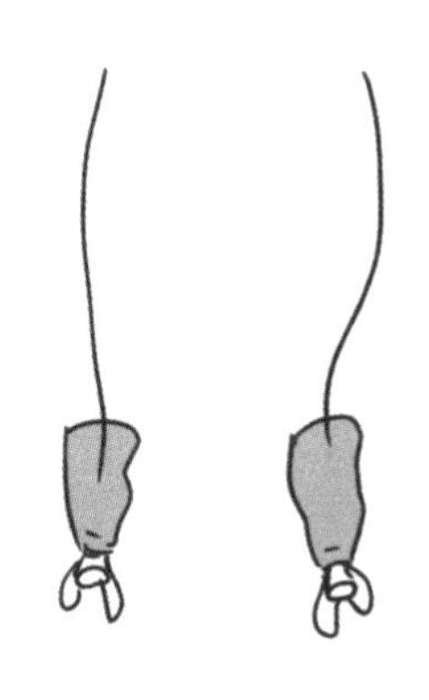
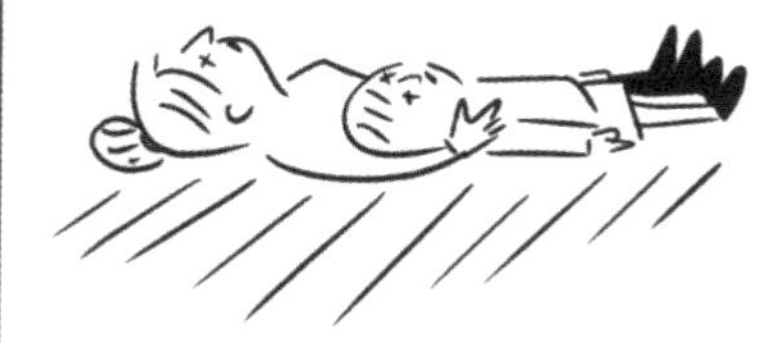

自己先戴好氧氣面罩後再幫孩子戴上。

做錯判斷慌了手腳，自己跟孩子都不保。

對自我優先感到罪惡的話，不但幫不了自己也幫不了別人……

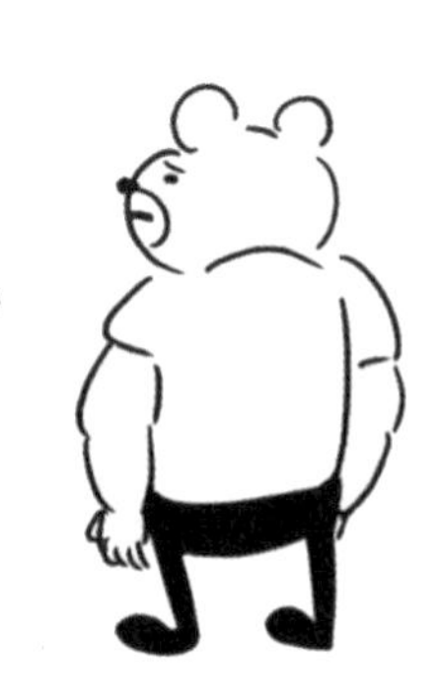

7 別再歸咎於「自我因素」！

閱讀靈修或自我啟發書籍時，會經常看見自我因素論。這指的是，無論好事或壞事都是你自己引起的，因此所有的原因皆出在你身上，一切端看你怎麼做。吸引力法則在某種涵義上也屬於這派論點。我也曾經認真研究過吸引力法則，並不否認其效果。只不過，目前尚處於心理不適狀態的人，不論是吸引力法則或靈修都應該先暫停。

自我因素論對已經恢復健康的人而言是可以採取的方式，尚處於認知扭曲的憂鬱狀態時，這只會變成一味指責自己的治療法。

停止責備自己後憂鬱就會消失

我出身福島縣，2011年東日本大地震後，以前所學過的吸引力法則讓我想了很多，思緒愈發混亂，導致身心失調。

「會罹患憂鬱、遭遇災害，原因全出在自己。」

若將這番話信以為真，是不可能戰勝憂鬱恢復健康的。

我想大聲的告訴你，你沒有錯。原因並不在你。

憂鬱患者首先必須戒除的就是責備自己的這項行為。

當我們不再怪罪自己後，憂鬱便會逃之夭夭。

靈修往往抽象無法具體看見，當認知扭曲時，可能會因為恐懼或不安而走偏，反而讓自己更為痛苦。若要採取這項療法，應該等到恢復健康能夠正向思考時再來嘗試。

8 將掩飾情緒視為「成熟」表現的日本

對我們這種從小被教育不能給別人添麻煩、凡事講求和諧的人而言，第一難是「以自我為優先＝I come first」，再來則是「不要掩飾真實情緒」。

憂鬱患者非常擅長掩飾真實的情緒，屬於只能透過掩飾情緒來求生存的類型。逐步破除這道束縛後有助於戰勝憂鬱恢復健康。

凡事以對方或公司為優先才是成熟的表現，真的嗎？

不將情緒顯露於外才是「成熟」的表現，是日本的潛規則。發怒就輸了、哭泣落淚既卑鄙又可恥，一旦表現得情緒化就會被痛批為「沒有大人樣」。不管任何情緒通通吞下肚，臉上掛著笑容才是社會所推崇的理性討喜模樣。

可是這麼做其實是以對方或公司為優先，而非自己。

「話雖這麼說，若將情緒顯露於外，就無法在這個社會上生存。」

這點我也明白。可是，有時會突然失控怒吼甚至哭出來，正是因為長久忍耐情緒，導致日積月累的壓力噴發所引起的。

重要的是，應該趁隱忍的情緒尚未大爆炸之前，在每個情緒當下具體說出心中的憤怒或悲傷，並徹底予以感受。關於這點後續會再做說明。

9 責怪自己、掩飾情緒會導致身心能量消逝

慣性掩飾情緒後，若累積的怒氣或悲傷還有地方可以發洩來個大爆炸倒還算好，是目前還有剩餘能量的證據。

當憂鬱症狀加劇時，甚至連爆發的力氣都沒有。

持續掩飾情緒而且無力爆發，長此以往忍下去，身心的能量就會消逝無蹤。

失去歸宿的情緒不再希冀能被釋放而選擇消失。

情緒就是能量的化身，當能量消逝時，喜悅或幹勁等能量也會隨之消失，整個人變得有氣無力。這就是憂鬱的原因，但很多人尚未認清這項事實。

掩飾並忍耐抑制的情緒終究會消退，卻未曾真正獲得渡化而成為亡魂緊緊糾纏著你。沉重的悲傷以及無法以言語形容的絕望感會壓得你喘不過氣。

壓抑能量，引發自身中毒的狀態時，就有可能出現絕望的心情，以及偶爾想尋短的念頭。無法釋出的憤怒或悲傷能量會朝向自己，引發想自殘、自盡的行為。

果決地放下「原諒」與「感謝」這兩張牌

善於巧妙地掩飾情緒，而且是自己本人心甘情願這麼做的情況還不少。**尤其愈是所謂的「好人」，掩飾的力道就愈強。**

這個力道的幕後推手就是「原諒」與「感謝」。

原諒與感謝是靈修或自我啟發的王道精神。我並不否定「原諒與感謝能解決一切」的主張，但這個概念應該用於已經仔細感受過憤怒或悲傷後的情況（相對的，當憤怒或悲傷的情緒獲得排解時，自然會產生原諒與感謝的心情）。

若勉強自己凡事以原諒與感謝作為出發點，而對原本即將出籠的情緒（憤怒或悲傷）產生罪惡感，很可能會因此選擇將內心牢牢封閉。我過去也屬於這種類型。

不論任何事都積極往正面看並加以感謝。

「謝謝」、「對不起」讓所有情緒一筆勾銷。

乍見之下似乎是很值得嘉許的行為，但若因為這樣掩飾了真正感受到的煩躁或悲傷情緒，那問題可就大了。

孩子對父母所產生的憤怒也是如此。孩子是很愛父母親的，會使盡全力找出父母親的優點，並想辦法將這份怒氣當成從未發生過般而掩飾情緒。

心理層面已臻成熟健全的人會徹底感受對父母親所湧現的怒氣並加以消化分解，進而產生原諒與感謝。這個過程中沒有半點勉強。

請不要只肯定正面、喜悅這樣的情感，而是接受並感受所有的情緒。特別是對抗憂鬱的康復過程中，能否確實感受到怒意其實是關鍵所在。

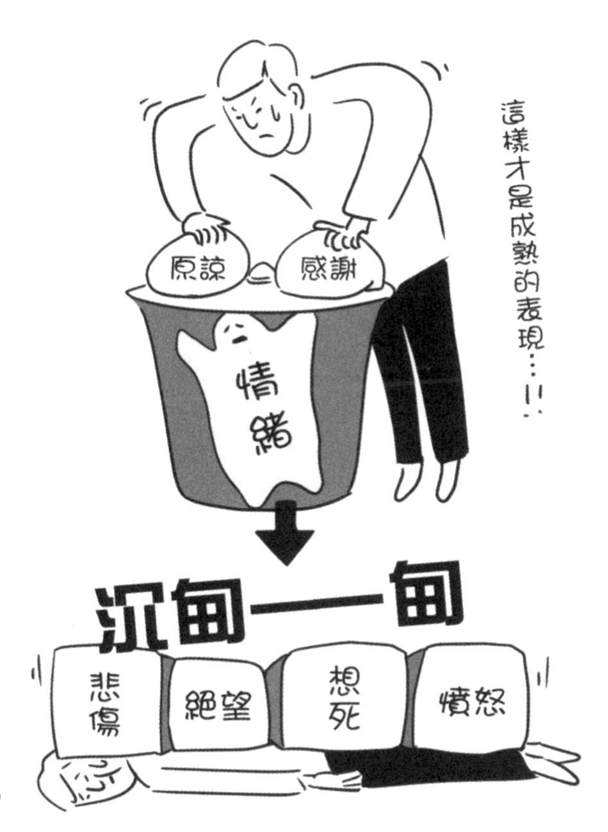

掩飾的情緒到頭來
只會苦了自己

嘔—

10 「憤怒」是掃除憂鬱的突破口

走出憂鬱逐漸恢復健康的過程中，原本被封鎖的情緒會一點一滴動起來。這個時候會出現的情況是，整個人會很容易煩躁、發怒。

當憂鬱的有氣無力感消退後就會湧現怒意。出現煩躁的情緒會讓人認為心理狀況似乎惡化，其實這是在康復過程中會產生的正常現象。

精神科醫師泉谷閑示先生將此現象比喻為情緒水井。如左圖所示般，在我們的心靈領域中有一口井存在，假設裡面放有四顆情緒球（在這裡單純化，只有喜、怒、哀、樂四種球）。被關在井內的順序由上而下為怒、哀、喜、樂。

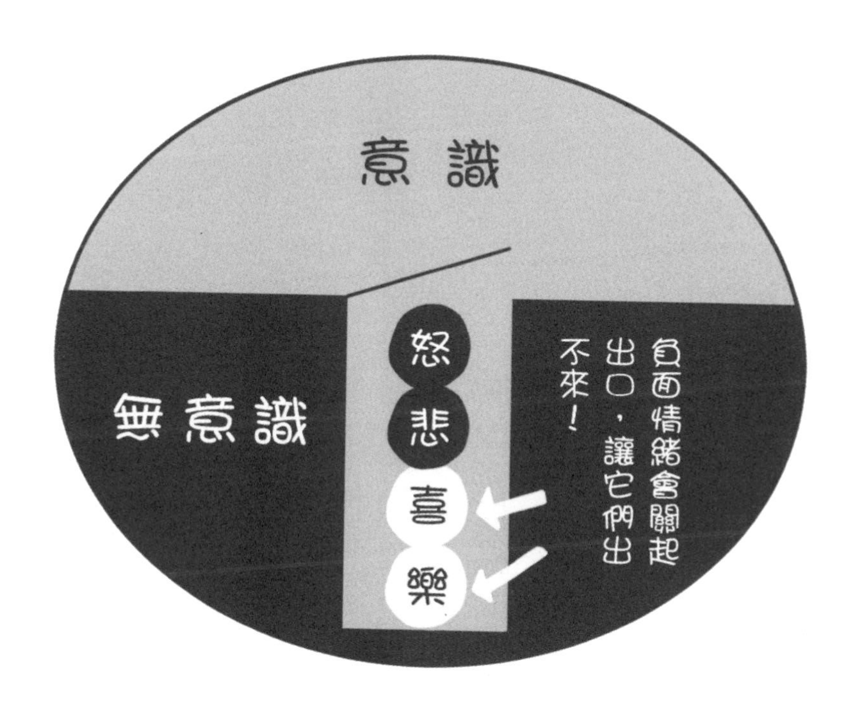

這四顆球的排列是有先後順序的，當最上面的球出不來時，第二顆、第三顆球也不會有動靜。相信大家應該有注意到排在上面的這兩顆球經常被稱作「負面情緒」；另一方面，下面這兩顆球則被稱為「正面情緒」。除非上面這兩顆球能來到意識區，否則下面這兩顆球是動彈不得的。（中略）接受心理治療或心理諮詢的過程中，當事人開始有所轉變時，怒氣是會最先出現的反應。（中略）

然而，患者周遭之人或患者本身十之八九都會表示「變得很容易感到煩躁」、「變得比以前還容易動怒」，而認為這是病狀惡化的徵兆。（摘錄自泉谷閑示《名為「普通就是

好」的病》）（原書名：『「普通がいい」という病』）

我也是經歷過這一切的過來人，所以非常明白這個論點。**不將怒氣釋放出來，悲傷便無從顯現**，接續其後的開心、輕盈快活的喜樂情緒只能塞在裡面不見天日。**憤怒與哀傷無法宣洩排出，墊底的喜悅情緒也就不肯出來。**

罹患憂鬱後，世界會失去色彩，也會失去活著的喜悅。要再度取回喜悅與活著的力量，就得從釋放「怒氣」開始做起。

無論好情緒或壞情緒都同為自身的能量

情緒全都是由能量轉化而來的。

所以請不要用「好情緒」與「壞情緒」的方式做評斷。

只表現出喜悅或感謝，掩飾怒氣與悲傷而不顯露於外，對自身能量而言是行不通的做法。長此以往下來，能量本身會消失殆盡。

飽受心理不適症狀所苦的人必須要做的是，不否定湧現的怒意並確實感受體

會。

憤怒並非不好的表現，而是讓人活著的能量。

實際上，在我的康復過程中也曾有過怒氣不停歇的時期，讓我十分煩惱。與此同時，原本做什麼都提不起勁的感覺、彷彿只有自己周圍的重力多了十倍的身體滯重感，竟緩緩地瓦解了。

當時雖然對動不動就發怒的自己感到罪過，但我決定不責備自己，並回想起「I come first」這句話，努力不將怒氣封閉起來。

也是在這個時期，讓我想活下去的能量逐漸一點一滴地回歸累積。

11 再怎麼憤怒都不該責備自己

釋放怒氣最重要的一點就是自我約定「生氣時不怪自己」。以往至今為了忍下怒意，往往會藉由「自己也有錯」並責怪自己的方式來說服自己消氣。

「好孩子」其實是「對自己不好的孩子」

乖巧又體貼的孩子最危險的部分就是，出自這份體貼的心意，而比一般人更善於掩飾情緒。生性貼心所以無法責備他人，好孩子換個說法其實是「很好利用的孩子」，**是不重視自己感受，對自己不好的孩子。**

憤怒是保護自己安全，阻止不斷越界入侵自我界線（心理學稱之為 boundary，界限）之人傷害自己的重要情緒。無法動怒、個性體貼之人的這項特質經常會遭惡用，而受到更多不當的對待，導致本人更加忍氣吞聲。

「憂鬱神」最愛不發怒的人

民間傳說中有「窮神」，假如也有「憂鬱神」存在的話，祂會最喜歡跟在凡事只會怪自己而不怨別人、怒氣通通吞下肚、老是強顏歡笑的人身邊。

要趕跑憂鬱神，就得承認怒氣、感受怒意，發怒就對了。別再想是自己的不對，練習發怒吧。

或許你會害怕因為發怒而變得討人厭，導致眾人避之唯恐不及。可是不管有多努力變得讓人討厭，你的本質就是個好人，再怎麼樣都不至於討人厭的，這點大可放心。

你在情緒數線上被歸類於最外側的「無法生氣的人」，當你覺得自己「好像太會生氣了」時，其實才正好落在數線中央的中庸型而已。

絕對不能遷怒！

釋放怒氣的過程中絕不能做的一件事就是，轉換對象將怒氣發在自己親愛的人身上。有些人會將累積的怒氣爆發在親密夥伴或孩子等無辜的人身上，這不僅無法釋放怒氣讓情緒獲得渡化，甚至會摧毀自己與親愛之人的關係。

怒氣不該是換個對象來發洩，看是要表達給令你發怒的人知道、或是自己確實感受怒意並加以消化分解才對。

那麼，該如何釋放憤怒才好呢。

接下來就來講解具體方法。

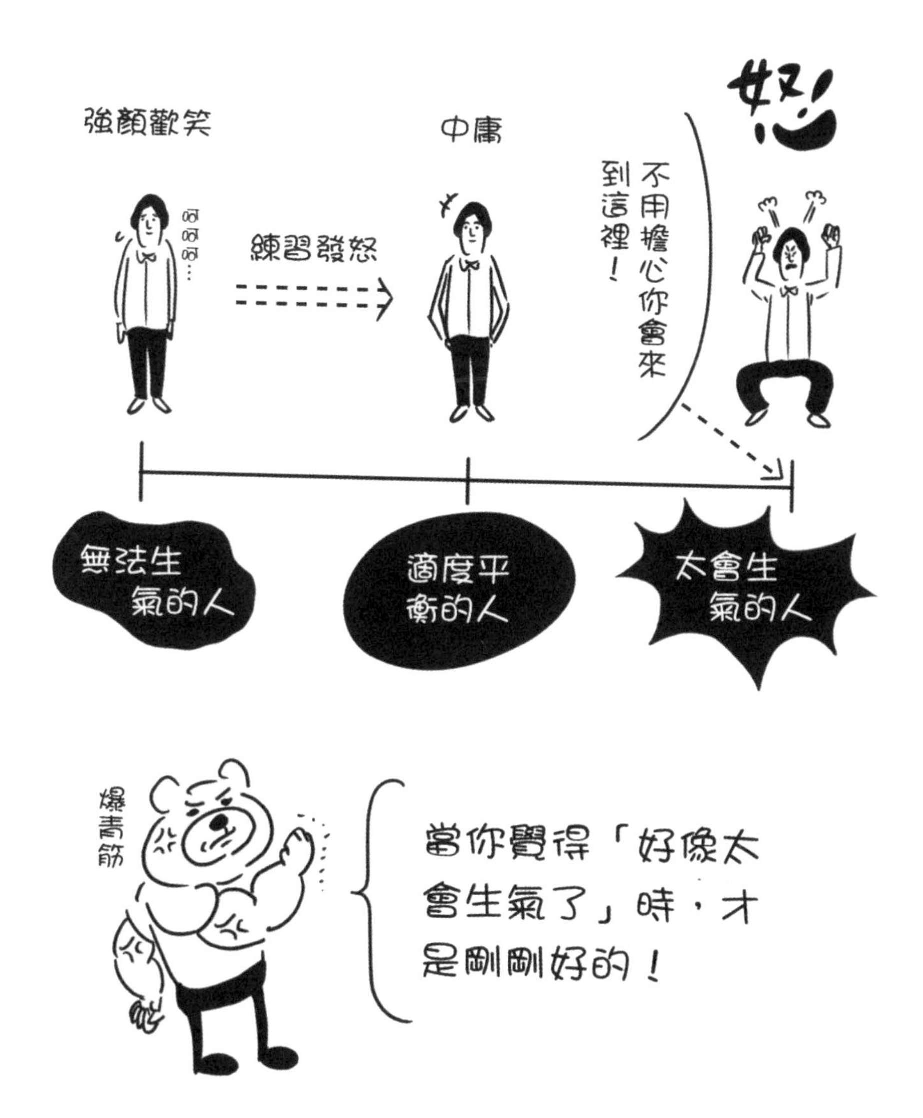
強顏歡笑
呵呵呵…
練習發怒
中庸
怒
不用擔心你會來到這裡！
無法生氣的人
適度平衡的人
太會生氣的人
爆青筋
當你覺得「好像太會生氣了」時，才是剛剛好的！

12 釋放怒氣的具體方法

要釋放怒氣或悲傷無須找上門痛打對方一頓。

只要將湧現而出、抑或日積月累的憤怒情緒好好消化分解即可，沒有必要對火大的對象尋仇、也無須登門控訴自己有多生氣。「對方是不會有所改變的」是心理學的基本觀念，**請記住，就算找對方出氣，也幾乎不會有任何有利於自己的情況發生。**

更遑論生氣的對象是父母親或上司了。這些對象罵人時比你更加直接乾脆，反被將一軍或許會成為吞忍更多怒氣的原因。

找事物發洩是相當有效的

尤其是日積月累甚至已經轉變成恨意或怨念程度的怒氣，以及要消弭對特定之人的憤怒或怨恨時，活動身體或找事物發洩是很有效果的。

具體來說，獨處時可以想像對方就在眼前，對其破口大罵到自己覺得氣消了為止；手拿毛巾，將抱枕當作對方，一邊怒罵一邊將毛巾（像揮鞭那樣）甩在抱枕上等等。快速健走的同時，感受著對對方湧起的怒意並說出口也是一種發洩方式。

我個人則選擇在健身房做仰臥推舉。使出渾身的力氣，緩緩將槓鈴往上推，一邊回想著對方，將怒氣徹底地宣洩出來（有時候也會低咒些無法在這裡寫出來的粗言穢語）。怒氣愈強烈，能負荷的槓鈴重量反而比平常還要重很多，讓我切身感受到憤怒的能量有多巨大。

由此可知憤怒具有強大的能量，而且是主宰生存的根本能源。

封鎖怒氣禁錮於自身體內時，等於將自身打得遍體麟傷，內心會感到痛苦不堪可謂必然的結果。

「開口說出如此負面的話會造口業，引發衰事。」
「會招來不好的事物。」
「運勢會下降。」

有些人會有這樣的擔憂，但這個方法並非直接找對方宣洩，若能透過幾次狗血淋頭的謾罵，讓情緒得以消化分解，從此一筆勾銷，反而有助於提升運勢，身心狀況也會變好。我們又不是為了成仙或當天使而活著。

會黑心也會爆粗口，這就是人。

康復過程中面對湧現而出的「憤怒情緒」處理法

此外，走出憂鬱恢復健康的過程中，當怒氣開始獲得釋放時，一些日常的瑣碎小事也會讓人感到煩躁，容易湧現憤怒的情緒，也會出現想直接教訓對方的衝動。

當下所湧現的新鮮怒氣，應當趁鮮時趕緊處理不要忍耐，在自己做得到的範圍內表

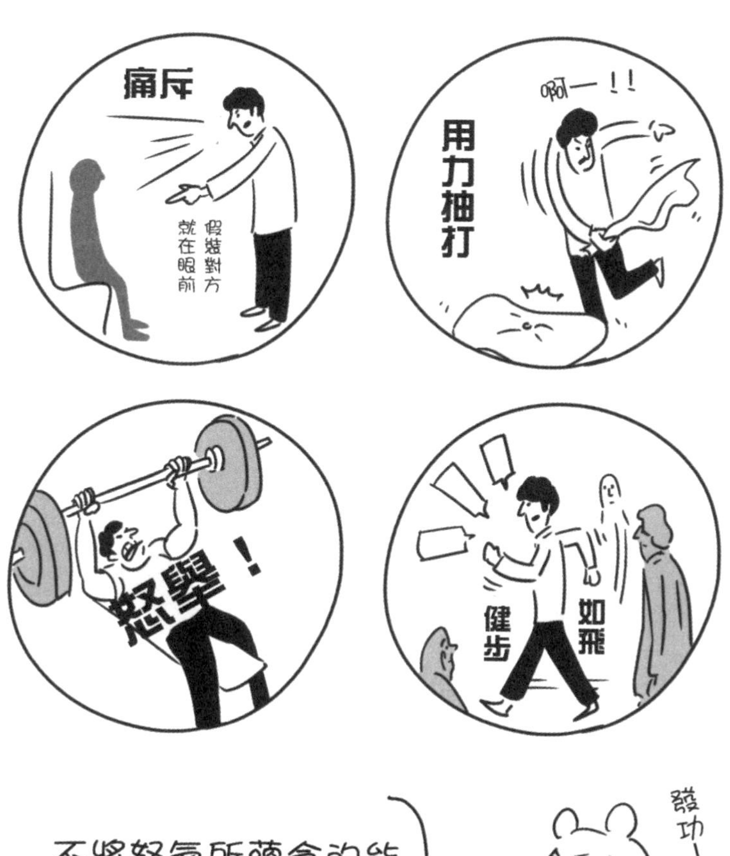

不將怒氣所蘊含的能量向外排出時，這股力量會朝自己反撲而感到痛苦不堪。

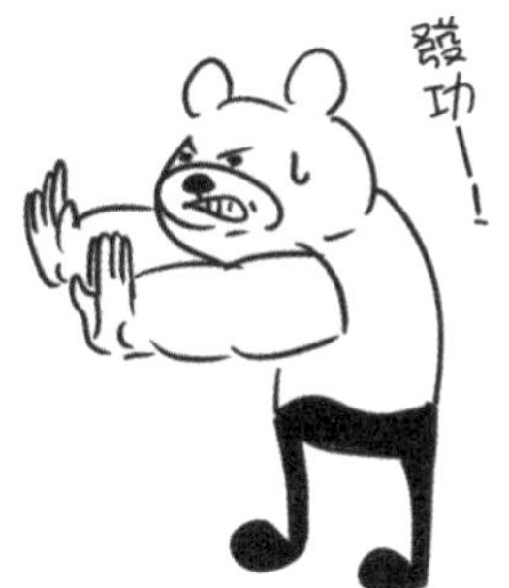

達給對方知曉。

讓自己從此畢業，告別（對他人而言很好利用的）好人之列吧。

就算無法破口大罵，不喜歡的事就直說、覺得火大的事則表明「很火大」、「很不愉快」，別將憤怒的情緒帶回去，請訴諸言語來化解。或者是離開現場後，立刻活動身體來發洩怒火（請參閱上一頁）。

又不是對對方的身體造成危害，**只不過是私下開口怒吼個幾句而已，還請別責怪自己。**

這個過程對於擺脫憂鬱來說有時是不可或缺的。

可能的話，能冷靜地向對方表達不愉快的情緒是最好不過的。不論採取何種方式，都請別再吞忍怒氣了。

憤怒就是要當下即時做處理。

而且，處理時請絕對不要責怪自己。

13 透過本書的鋼琴療癒樂曲，消化憤怒的情緒

因憂鬱症狀導致活動身體都感到痛苦時，要藉由體能活動發洩怒氣實屬不易。

無法透過體能活動宣洩情緒時，透過靜態方式來感受憤怒或悲傷是相當見效的。

只要聆聽本書所附贈的鋼琴療癒樂曲，就能一點一滴釋放你的憤怒與悲傷。無須想得太難，請先躺下隨意聆聽即可。

再來可應用進階手法，聆聽附贈樂曲時用心感受情緒，情緒便能更有效地被消化分解。第3章所介紹的搭配本書鋼琴療癒樂曲所進行的實踐法，在身心狀況良好時不妨加以運用嘗試。

專欄

萬事交託神，值得效法的塔瓦庫爾精神

開始以新加坡為據點後，在南亞的活動隨之增多，我也結交到許多信奉伊斯蘭教的朋友（穆斯林）。受到他們的影響，讓我有許多機會學習到伊斯蘭教與一神教的教義，並得到許多啟發。

無論是新加坡還是馬來西亞，都是由馬來裔（幾乎皆為伊斯蘭教徒）、華裔、印度裔國民所組成的多宗教、多民族國家，根據調查數據顯示，其中伊斯蘭教徒的自殺率是特別低的。

當然這跟伊斯蘭教嚴格禁止自殺的戒律有很大的關聯。除此之外，心理疾病的罹患人數據說也很少。或許這跟民族特性不無相關，但我確實感受到神（阿拉）的存在對他們所形成的巨大影響。

伊斯蘭教當中有一個名為「**塔瓦庫爾（Tawakkul）**」的觀念。這個詞彙的涵義為「**神是人生的最佳導師，必當全心信任全然交託**」。要克服人生的大小難關，努力當然是有所必要的，但接下來就交給神來安排，一切託付給神是這個觀念的主張。

他們也徹底實踐這項教義。長年下來的觀察心得發現，他們的生活態度之所以能一貫閒適自在，正是因為他們不會凡事講究自我責任、自行解決，而是某些部份就交給神。

日本也有「盡人事聽天命」這句成語，塔瓦庫爾其實也是相同的意思，只不過，日本的這句話往往帶有使出渾身解數拼命努力，結果如何只能交給神來安排的強烈語意。而且若結果真的差強人意，這句話也能解讀為，就是因為不夠盡力（自己的努力不足），所以上天才不肯相助。

個人須付諸努力（行動），但未來的不安或自身無法控制的因素、肩膀上的重擔就全都託付給神，是塔瓦庫爾這句話所代表的涵義，不像日本那般有種無可奈何的悲愴感。感覺就像是祈求神陪著我們一起跑向人生的每段歷程，而不是自己一個人把所有的事都攬在身上，認為不全力衝刺跑完全程就沒有資格向神祈求。

內心苦不堪言的人無論任何事都自己攬著不放。總是扛著自我責任，堅持自我解決的方式，在人生路上拼命衝刺。若能將這樣的做法轉變為「能做到的範圍盡量做，剩下的就聽天由命，隨遇而安」這樣豁達的心態，相信肩上的沉重壓力會消失，整個人應該會變得輕鬆許多吧。

未來的事難以預料，有些事也不是自己能夠掌控的。所以不該將一切都往身上攬而深受其苦，也不該總是責備自己，就全都交付給神，卸下肩頭的重擔吧，沒有人會責怪的，這就是我從朋友身上所獲得的感想。

這並不是鼓吹大家信神或依賴神秘的力量。
而是鼓勵大家吸收塔瓦庫爾的觀念，試著拋下總是獨自承受一切的做法。
也別再不斷責備自己為何做不來。

與其過於擔憂未來，抱持著不知憂鬱何時才會好轉的絕望心情，倒不如相信這些不安或苦痛總有一天會獲得神的幫助，試著全面放手將一切託付給神。

接觸過塔瓦庫爾的觀念後，我就不再對現在著急也沒用的未來感到擔憂煎熬，面對其他事物的態度也逐漸變得輕鬆起來，並不再將一切事物全攬下來獨自承受。

第5章

正確攝取營養素，整個人會神清氣爽、心靈輕盈

1 憂鬱無法只靠調適心理層面的方法治好！

要擺脫憂鬱，光靠心理層面的調適法是不夠的。心理與身體調適法的比重應為50：50，因此身體調適法是不可或缺的。很多人相信心病只能透過心理治療方式來醫治，而忽視身體的保健，因此長期無法從憂鬱、心理不適的症狀中走出來。就連心理專家也有許多人相信心病的原因來自內心，我讀研究所時學到的觀念也是這樣。

然而，身體、賀爾蒙失去平衡其實也會引起心理的苦痛。這是無法透過意志論來克服的。因此本書以「分子矯正營養學」的觀點為基礎，提出①血糖值的穩定＝心靈的安定、②攝取營養素擊退憂鬱這兩個方法來做解說。

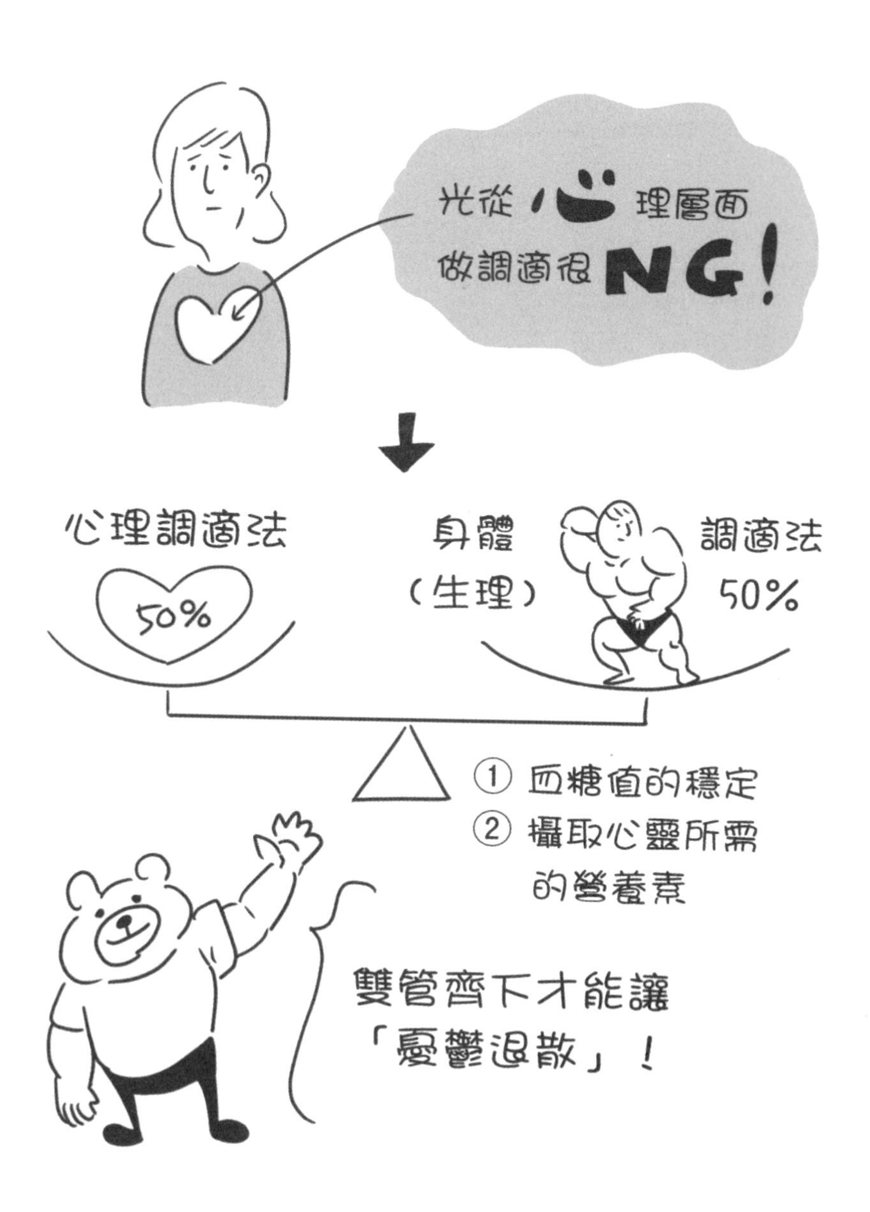
光從心理層面
做調適很NG！
心理調適法
50%
身體（生理）調適法
50%
① 血糖值的穩定
② 攝取心靈所需的營養素
雙管齊下才能讓
「憂鬱退散」！

2

血糖值的穩定與精神狀態的穩定具有緊密關聯

首先針對「血糖值的穩定＝心靈的安定」法則做說明。

當血糖值下降時，你的精神狀態也會跟著走下坡。

血糖值高低起伏不定會導致自律神經紊亂，讓心靈變得不安定。

接下來將初步解說血糖值與心靈的關係。

血糖值的機制

當我們進食後血糖值會上升（正確說法是醣類會讓血糖值上升）。上升的血糖值會因為胰島素的分泌而緩緩下降，經過3～4小時後便會回到與空腹時幾乎相同的數值。血糖值不會下降到比空腹時還低的數值，這才是正常的健康狀態。

然而，**攝取過多醣類**（餅乾、米飯、麵包、麵類、水果等），**或是維生素B群、鐵質、礦物質等營養素不足時，身體的調節功能會降低，導致胰島素分泌的時間點紊亂等各種異常，而引發血糖值過低的現象。**當血糖值過低時人體便有性命危險，因此身體會分泌提升血糖值的賀爾蒙。升糖素、腎上腺素、去甲腎上腺素、皮質醇等就是負責這項任務的賀爾蒙。

這些提升血糖值的賀爾蒙就是問題所在。

為了提升血糖值，會消耗賀爾蒙

腎上腺素具有興奮作用，會增強不安的情緒。為了提升血糖值所分泌的腎上腺素會對情緒造成影響，導致不安或煩躁感加劇。

去甲腎上腺素不僅具有興奮作用，也是激發幹勁與意欲不可或缺的賀爾蒙。

皮質醇則被用來處理壓力。

然而，**當這些賀爾蒙被用來促進血糖值上升後，關鍵時刻反而分泌不足，導**

致身體有氣無力什麼都不想做、無法對抗壓力。

也就是說，因為血糖值太低導致賀爾蒙失去平衡，造成精神層面出現相當大的問題。這與血糖值呈持續偏高狀態的糖尿病不同，血糖值降得太低的狀態，稱之為**功能性低血糖症**。

有憂鬱症狀的讀者，請先懷疑這項疾病的可能性。

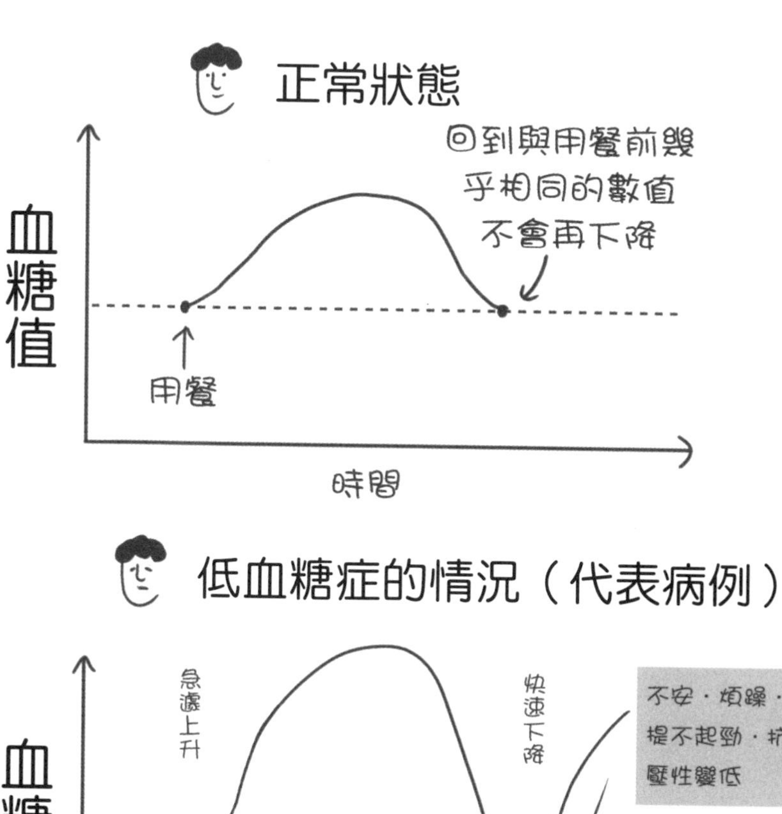
正常狀態
血糖值
回到與用餐前幾乎相同的數值不會再下降
用餐
時間

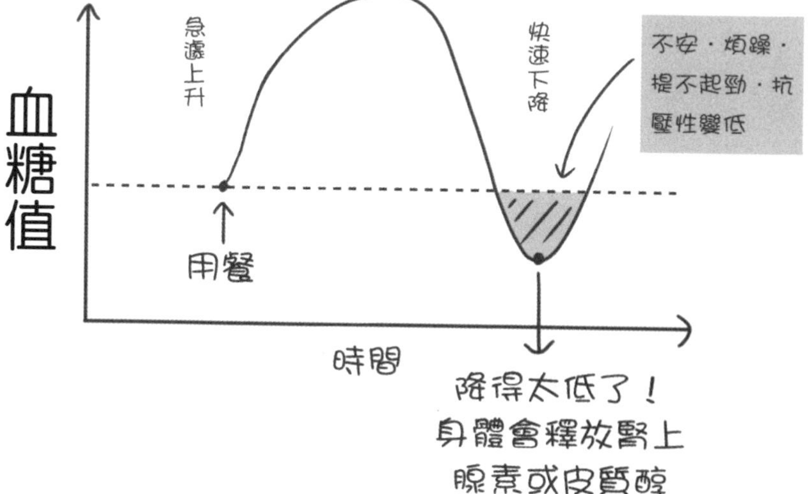
低血糖症的情況（代表病例）
血糖值
急遽上升
快速下降
不安・煩躁・提不起勁・抗壓性變低
用餐
時間
降得太低了！身體會釋放腎上腺素或皮質醇

3 不讓血糖值上升的吃法＝心靈會變強韌的用餐法

接下來將解說讓血糖值維持穩定的注意事項，請確實加以實踐，讓你的心靈能維持穩定的狀態。欲使血糖值穩定，首要之務就是學會不讓血糖值急遽上升的吃法。

那麼，應該怎麼做才不會讓血糖值急遽上升呢。

那就是限制醣類的攝取量。

能直接提升血糖值的食物只有醣類而已。因此只要減少醣類的攝取，血糖值就會穩定。減少的部分則透過蛋白質與脂質來補充。

以下為大家介紹有助於維持心理健康的正確限醣做法。

改變進食順序

空腹時，若一開始就先從高醣食物吃起，血糖值會立刻飆升，因此，應該先從不易讓血糖值上升的食物吃起。以薑汁燒肉套餐為例，進食順序為生菜沙拉（食物纖維）↓味噌湯↓薑汁燒肉↓主食（米飯）。

生菜沙拉不是只吃一口就好，而是一整盤先吃完。學校營養午餐所提倡的「主菜、米飯、湯汁，三項並進均衡用餐」，並不是能讓心理狀態維持穩定的吃法。

請比照懷石料理或法式全餐的吃法進食。做法與前菜、主菜的魚肉、主食……這樣的順序相同。請將一次上完菜的套餐當成一道道出菜的全餐來吃。主食（米麵或麵包）則留到最後才吃。

食量很小的人，若吃完生菜沙拉或湯品後就飽了，吃不下主菜的肉類或魚類料理時，請先食用肉類或魚類，因為**蛋白質的攝取是最重要的**。

減少主食與甜食，增加蛋白質

習慣用餐的順序後，就可以極力減少米飯、麵包、麵類等主食的量。先戒掉吃一大碗飯的習慣，再逐漸減少飯量。烏龍麵、義大利麵、拉麵等食物也都盡量避免，至少不要只吃麵或飯糰當一餐，或是早餐只吃水果、蔬果汁、麵包。

水果或蔬果汁感覺似乎很養生，但果糖也會造成血糖值飆升，尤其早上是最空腹的時候，吃下這些食物會導致血糖值紊亂，是造成不安或憂鬱的原因。若無論如何都想吃的話，請改為餐後少量食用即可。

至於甜食則請以暫時戒斷的決心來面對。

那麼，減少的主食部分該增加什麼來補足呢。應當補充肉或魚、雞蛋、大豆，也就是所謂的蛋白質。蛋白質是讓你從憂鬱或心理不適症狀中恢復健康的必須營養素。與心理狀態穩定相關的神經傳導物質必須透過蛋白質才能發揮作用。

不讓血糖值上升的吃法

①生菜沙拉
③主菜
②湯品
④米飯
按照①～④的順序進食
好好咀嚼

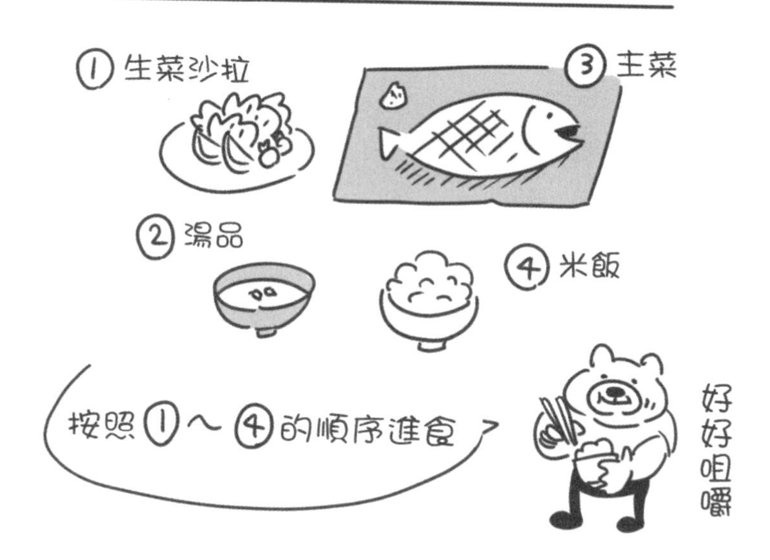

讓心靈變強韌的限醣大原則

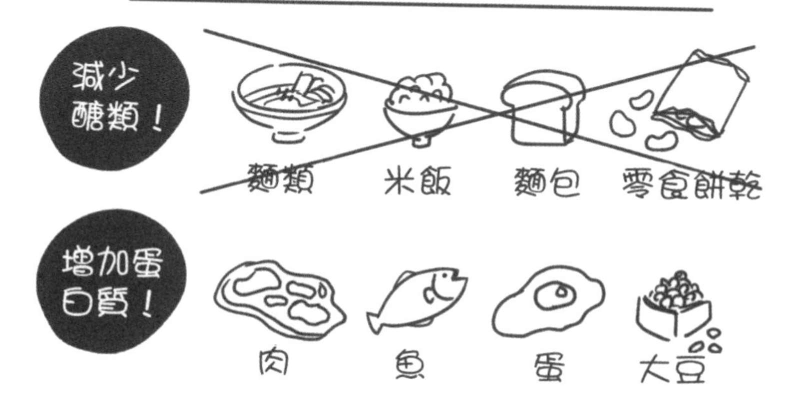

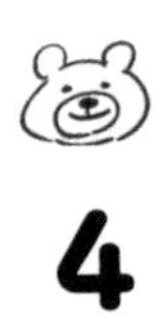

4 擊退憂鬱的營養素‧保健食品

與維持血糖值穩定同等重要的是，攝取幫助擊退憂鬱的營養素。本書重點介紹的項目為以下三項。

①蛋白質（被分解後會變成胺基酸，在這裡則統稱為蛋白質）
②鐵質（尤其應該攝取身體易於吸收的血紅素）
③維生素B群（在這裡省略B1．B12之類的細項，統稱為B群）

要擊退憂鬱必須藉助這三項營養素來形成絕大部分神經傳導物質的原料。

例如，維持精神與心靈安定的代表性賀爾蒙——**血清素**。要讓體內自行生成血清素，必須充分攝取「蛋白質（胺基酸）」、「鐵質」、「維生素B群」這些營養素。這就跟要煮咖哩，廚房卻空無一物沒有紅蘿蔔或洋蔥、咖哩塊等材料，而做不出任何東西的道理相同。

一般的抗憂鬱藥物（SSRI、SNRI等），都是將血清素再度做利用的藥劑。也就是指回收再運用減少的血清素。

追根究柢，若身體能生成新的血清素，應該不至於發生不足的問題。因此，只要補充足夠的原料，身體就能恢復原本製造血清素的功能。

使人充滿幹勁的去甲腎上腺素，以及幫助睡眠的退黑激素等，也是以上述三項營養素為基本原料轉化而來的。

現代人的膳食具備足夠的熱量，可是用來供給心靈或腦部的營養素卻不足，而引起新型態的營養不良現象。

要補充這些必須營養素，推薦大家服用保健食品。

要完全透過膳食來補足已經見底空空如也的營養素，必須付出相當大的努力，對吸收力大不如前的身體而言也很吃力。正因為實際體會過保健食品對心理症狀的康復有多重要，我才根據自身的抗病經驗，研發出強化精神層面的「可達保健食品」。實際上，服用後確實感受到效果而明顯恢復健康的也大有人在。

當鐵質不足時會引起什麼現象？

當鐵質不足時，心靈就不安定。

一般貧血檢查不會檢測的**鐵蛋白**，是顯示儲存鐵的數值，當此數值降到80ng／ml以下時，據說就會引起一些非特異性症狀。

有些人會出現原因不明的頭痛或肩膀僵硬；有些人則是出現憂鬱或恐慌、不安感等心理症狀。

我也是在相關症狀出現後做了鐵蛋白檢測，才發現數值竟然只有30ng／ml。

尤其是日本女性，據聞大多數皆為潛在性的鐵質不足。因為光是生理期據說就會流失掉相當於一個月的平均鐵質攝取量。另外，流汗也會鐵質流失，所以男性也必須注意。只不過，當體內產生發炎症狀時（肝臟等部位）也會導致鐵蛋白數值升高，並須留意詳加判斷。

攝取鐵質應避開吸收率差的鹿尾菜或西梅乾等「非血紅素鐵」，富含於動物肝臟與紅肉以及魚類的**「血紅素鐵」**易於人體吸收，請多加利用。

話雖如此，要完全從膳食補充供給虛弱身體的鐵質必須量是相當不容易的，因此建議大家善用**血紅素鐵保健食品**。一開始可以多多攝取，等儲存鐵的數值增加後，各種非特異性症狀就會逐漸穩定下來。

維生素B群

維生素B有許多編號，大多為幫助心靈安定的神經傳導物質原料，是相當重要的營養素，因此**建議大家善用維生素B群**（綜合維生素B）**保健食品**。

蛋白質容易不足時則攝取「胺基酸」

以肉魚蛋等動物性蛋白質為主，積極從膳食中攝取蛋白質。若因為腸胃不適或食量小等原因而無法充分吃下這些食物的人、以及急欲改善憂鬱、心理不適症狀的人，請攝取**胺基酸保健食品**。

胺基酸是蛋白質被分解後的狀態，吸收起來沒有負擔，早上沒食慾時也能攝取，也可當作點心（餐與餐之間的補充食物）避免空腹時的血糖過低。

另外，近年來證實腸道環境與心理不適症狀的改善有相當大的關聯，因此除了三大營養素外，建議大家再加上**調整腸道環境的保健食品**。

以上就是恢復心理健康與安定的基礎保健食品。

只是有一點要請大家留意。光靠單一保健食品，或者是「只要服用這個幫助腸道健康的保健食品就能治好憂鬱！」是不可能發生的。

請容我再三強調，對抗憂鬱最重要的是多元化的調適法，並沒有一招見效的魔法可

有助於改善憂鬱的保健食品

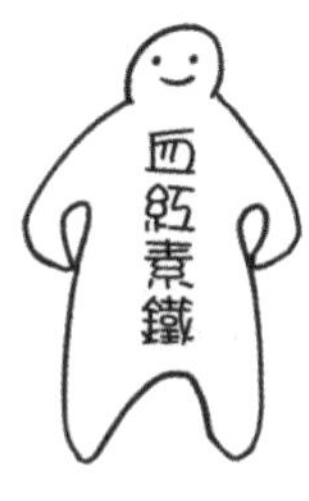

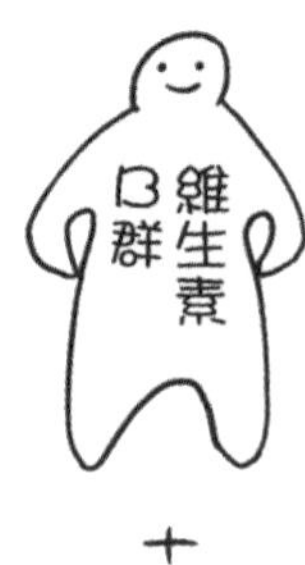

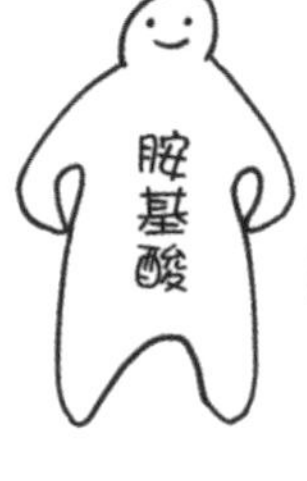

這三項是擊退憂鬱的必須營養素

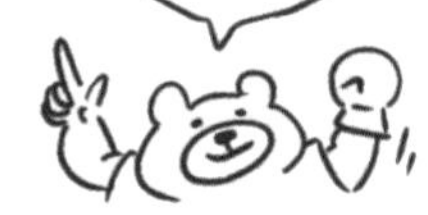

＋

調整腸道環境的保健食品

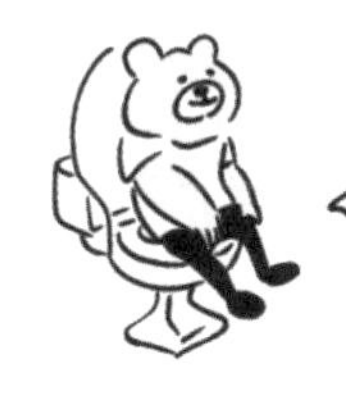

腸道的健康與心靈的健康有很大的關係喔

解決。

這個概念放在營養療法亦然，只依賴單一營養素是不可能治得好憂鬱的。

不論哪個階段，採取多元而且均衡並進的調適方式是最重要的。

5 罹患憂鬱的人往往很有才華，因此營養素消耗的速度很快？

「就是對保健食品感到排斥，再說，其他人吃一般的普通餐食就很健康，為何只有我得服用保健食品？」

我也曾這麼想過，所以很能明白上述的不滿。

心理出現不適症狀的人，體質就好比耗油量大的汽車一樣。

屬於必須大量消費能源的類型。

就算攝取的營養素量與他人相同，仍舊不夠用導致油箱見底。

正是因為天生才華洋溢的緣故，所以會不自覺地比其他人消耗更多的營養

素。

這並非壞事。只要確實補足必須營養素，你是會比其他人更能發揮實力的類型。

話說回來，在憂鬱纏身之前，你的能量應該都消耗在要求自己活得更好、對他人友善，總是嚴以律己寬以待人，有時明明淪為白忙一場的空轉，但還是拼命往前衝不是嗎？

正因為一直以來你所消耗的營養素比一般人還多很多，現在才會完全沒油。

所以不足的部分從現在開始補足就好。

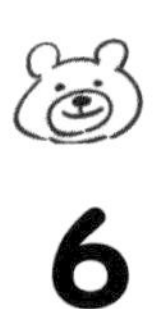

6 肌肉增加後，憂鬱便逃跑

肌肉與心靈的安定也有關係。當肌肉量增加時，身體會更有韌性，能量也會隨之活化。肌肉增加時血糖值也較趨向平穩。增加肌肉量可謂百利而無一害。

不過肌肉並不能解決所有的憂鬱問題，這裡所提倡的是康復期應該運動，而非建議大家在症狀嚴重時做運動。

掌握了這個原則後，當狀態回復到能從事體能活動時，慢慢針對下半身做鍛鍊就是增加肌肉最好的捷徑。全身有一半以上的肌肉都集中在下半身，只要加以鍛鍊便能充分維持肌肉量。沒有必要突然上健身房訓練。

請訓練自己走路。

鍛鍊下半身讓心靈維持安定！

當肌肉量增加時，
能量也會隨之活化！
增加肌肉，
心靈也會變得
更強大喔！
← EXIT
經常走路，
鍛鍊下半身，告別憂鬱！
我舉！！

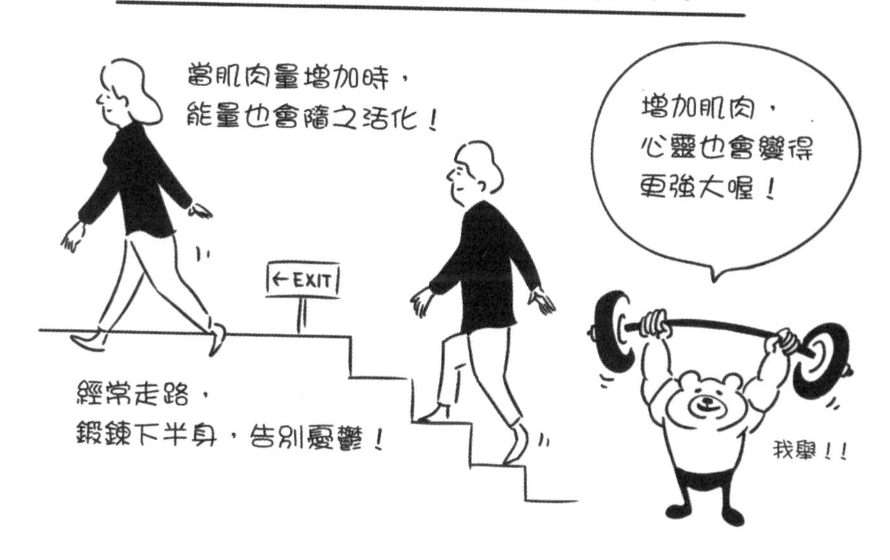

剛開始可先從散步做起。

通勤族可以試著提前一站下車走路回家，或稍微繞一點遠路之類的，增加日常生活中的步行時間。此外還可減少搭電梯或手扶梯的次數，例如少搭一層樓改走樓梯等，由這些地方開始做起。

經常走路，鍛鍊下半身，憂鬱就會逃之夭夭。

●參考文獻

泉谷閑示『「普通がいい」いう病』（講談社現代新書）
森田正馬『神経質の本態と療法』（白揚社）
森田正馬『神経衰弱と強迫観念の根治法』（白揚社）
森田正馬『自覚と悟りへの道』（白揚社）
森田正馬『生の欲望』（白揚社）
北西憲二監修『森田療法のすべてがわかる本』（講談社）
下園壮太『自殺の危機とカウンセリング』（金剛出版）
岸見一郎『アドラー心理学　シンプルな幸福論』（ベスト新書）
大鶴和江『恐れを手ばなすと、あらゆる悩みから自由になる』（大和書房）
磯村毅『二重洗脳～依存症の謎を解く～』（東洋経済新報社）
木村敏『形なきものの形』（弘文堂）
ジュディス・L・ハーマン『心的外傷と回復』（みすず書房）
エリザベス・F・ロフタス、K・ケッチャム『抑圧された記憶の神話』（誠信書房）
Mark Hyman,M.D.『THE BLOOD SUGAR SOLUTION』（Little Brown）
Mark Hyman,M.D.『THE ULTRAMIND SOLUTION』（Scribner）
溝口徹『図解でわかる最新栄養医学　「うつ」は食べ物が原因だった！』（青春出版社）
村井靖児『音楽療法の基礎』（音楽之友社）

第6章

鋼琴療癒樂曲 體驗者感想

小林育道先生（長谷寺．住持）

我在平成21年，2009年左右罹患了憂鬱症。當時的我除了擔任佛寺的住持外，還兼差從事照護相關的工作，並在友人的號召下跳槽到其他同業公司上班。進入新公司後卻遭遇了人生中未曾經驗過的言語暴力、漠視、毀謗、推諉責任等各種欺凌手段，導致身心失衡。進新公司兩週後，便因為心理疲勞而開始夜夜失眠。

或許有些讀者會認為「都這麼大的人了還會這樣，實在沒用」。當時我也是如此責備自己。尤其前往身心科求診，被醫師診斷為憂鬱症狀並開立藥物處方時，覺得自己似乎被貼上「你就是軟弱之人」的標籤，整個人愈發沮喪。現在我已明白，成人之間的霸凌其實絕不算罕見，甚至像我這樣，在周遭之人眼中看來「幾乎與憂鬱絕緣」的人，也被逼到走投無路感到絕望的地步。

我之所以能走出憂鬱，重新回到自己的人生軌道生活，全歸功於那段歲月在我身後默默給予扶持的橋本先生鋼琴療癒樂曲。當時我向一位朋友表明職場的情況後，朋友推薦我聽橋本先生的鋼琴療癒樂曲CD。

新任職的公司員工不多，人際關係環環相扣，牽一髮而動全身，能喘口氣的時間大概只有中午休息的時候。但每天外食太傷荷包，所以我都在自己車內，一邊吃著太太做的便當，一邊聆聽鋼琴療癒樂曲。

還記得首次聆聽時，淚水如同潰堤般不斷湧現，沉積在胸口的鬱悶瓦解，頓覺輕鬆不少。在這之前我整個人明明苦不堪言難受得緊，可是再怎麼想哭卻總是哭不出來。真的很想讓自己的情緒有所釋放，哪怕只有一丁點都好。鋼琴療癒樂曲並非催淚煽情的旋律，但其柔和的音色彷彿悄悄撫慰著我的心，讓我從中獲得慰藉。

接下來我便開始養成一天聆聽兩次鋼琴療癒樂曲的習慣。午休時透過鋼琴療癒樂曲消除上午所累積的壓力，下班回家後，再聽一次，消除午後的壓力……就這樣度過每一天。

有時會受到憂鬱症狀的影響，導致無法成眠或不安情緒急遽加深等情況，不過我深切感受到橋本先生的鋼琴療癒樂曲具有緩和失眠與不安的作用。就靠著這個方式勉強維持住我的身心平衡，持續任職了一年多。

各位應該會認為「這種公司早點走人不就好了」？

但我畢竟是受朋友邀約才跳槽轉來這裡的，心裡總覺得「得好好努力才行」，再說也得顧及家人與生活。不斷說服自己撐過一天算一天的結果，某日要去上班前身體居然完全不聽使喚，一動也不動。之後沒多久我便離職了。

離職後經過半年左右，憂鬱症狀逐漸康復。

重回寺院擔任住持的工作後，有鑑於許多香客被煩惱或情緒問題纏身，所以我將鋼琴療癒樂曲當作ＢＧＭ播放，供大家等候時聆聽。

某天，某位女信徒表示「聽著音樂的同時，對雙親的感激之情油然而生」，並向我透露六年來深受憂鬱所苦的情形。

我推薦她聽鋼琴療癒樂曲專輯，似乎為她帶來的相當好的效果，就像當初的我那樣。後來還收到她的聯絡表示憂鬱症狀已獲得改善。

除了這位信徒之外，每當有心理狀況欠佳或失去元氣的信眾造訪寺院，向我尋求經驗談或建議時，我都會推薦鋼琴療癒樂曲。因掃墓祭祖定期造訪並向我捎來好消息的信眾也愈來愈多。

驀然回首，當初如此深受憂鬱所苦的自己，如今能略盡綿薄之力幫助他人，甚至讓我認為「當時的痛苦經歷並非全然無用。正因為有過那段歲月，我才會再次踏上修習佛法之路，要向世人宣揚佛寺的各種活動，這些經歷是必須的。」

能與鋼琴治療音樂產生新的互動與連結，讓我備感榮幸。也真的很感謝橋本先生的鋼琴療癒樂曲讓我能保持正面積極的態度。

東新宿心靈診所　全體員工

我們接觸到橋本先生的鋼琴療癒樂曲是在五年前，診所即將開業時。當時正從包括橋本先生作品在內的眾多備選CD中挑選候診室預定播放的BGM。

我們對BGM的要求大致上分為兩點。第一點是保護患者的隱私。診察室內的對話是否會從診間外洩是患者相當在意的部分，因此播放音樂能消除患者的這項不安；與此同時，音樂不能妨礙醫師進行診察也是我們的另一項考量。第二點則是，音樂不能影響到患者的情緒。

我們診所也經手自治單位與厚生勞動省所委託的HIV檢查。等待檢查結果的這段時間，畢竟是很不安的。

再加上前來求診的患者年齡層相當廣泛，所以我們實際試播了各式各樣的音樂做評估。橋本先生的鋼琴療癒樂曲旋律相當柔和，能減緩患者在候診室的不安情緒，即便心理不適也能放鬆心情聆聽。

只有橋本先生的鋼琴曲會經常讓不同患者在櫃台詢問「這是誰的音樂啊?」。有些療癒音樂是改編自廣告歌或連續劇、電影等有名主題曲,但有些人可能會因為這些音樂回想起過去的創傷而覺得難受。另一方面,橋本先生的音樂為原創樂曲,沒有這項擔憂,聆聽時情緒不會莫名受到波及起伏,是相當理想的。

身心科相較於從前或許比較沒那麼令大眾感到卻步,但前來求診的許多患者仍舊抱持著強烈的不安。我們診所在電梯門打開的那一瞬間便會聽見橋本先生的鋼琴旋律,相信應該能舒緩患者到訪時的緊張情緒。

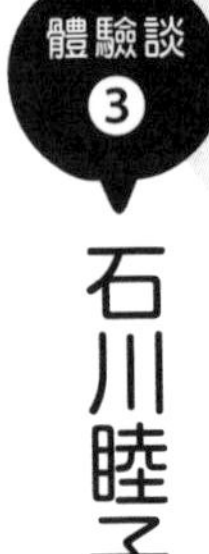

石川睦子小姐（主婦）

我曾是某自我啟發心理治療法的指導專員，以「自己的命運是透過自己決定的」概念為基礎，協助許多人發掘自身的能力，選擇自己想過的人生。我自己本身也獲益匪淺，感覺人生漸入佳境。話雖如此，自幼我的身體就不太好，能負荷的工作時數有限，必須倚賴丈夫扶養。

身心狀況還算穩定的那段期間，我會根據自身的症狀應用自我啟發治療法所推薦的方式，順利改變自己的種種觀念與想法，可是從某個時期開始，當狀況欠佳時，這些方法就完全起不了作用，身心不安定的症狀遲遲難以減輕，整個人彷彿鑽進入了死胡同般找不到出口。

某日，家母看了介紹發展障礙的電視節目後，向我提及她覺得其中有很多現象符合我的情況。雖然內心認為「怎麼可能」，仍是決定去身心科看看。

結果真如家母所言，我的症狀屬於能正常過生活因此很難察覺的輕度發展障礙

（ADHD），而這個病因也連帶引起低血糖症。

同時還得知，我的腦部天生就不太會分泌被喻為幸福賀爾蒙的催產素。低血糖症是「無法調節血糖值、無法維持穩定血糖值」的疾病。也因為這樣，用完餐後血糖值高低起伏不定時，就會引起類似疾病發作的症狀，也讓我恍然大悟原來自己的身心失調等各種狀況都是由此而來的

雖說症狀算輕度，但得知自己有發展障礙時還是覺得很震驚。若是憂鬱症還有治好的可能性，可是腦部天生就有障礙，不禁讓我認為應該是無可救藥了吧。

於是，我上網尋找是否有人與我的情況相同，而發現了橋本先生的網站。橋本先生本身對低血糖症知之甚詳，因此我立刻報名接受橋本先生的個人治療。

除了開始採取橋本先生所建議的飲食療法外，治療過程中橋本先生所彈奏的鋼琴音色著實令我難忘。

完全不咄咄逼人，自然而然地給帶來撫慰的鋼琴樂音滲透至全身的細胞，讓我打從心底感到安穩。一直以來總認為有機食物搭配糙米蔬菜為主的飲食才是最健康的我，能夠毫無猶豫，毅然決然嘗試改變飲食內容，想必是鋼琴音色所帶來的正面效應。

即便是現在，我每天依然固定輪流聆聽數張鋼琴療癒樂曲CD。

從前我總認為必須透過自己身體力行的自我啟發治療法來處理自身的問題，但橋本先生告訴我「不用努力也沒關係的」，真的拯救我於無形。聆聽著橋本先生不即不離的鋼琴曲雋永樂音，讓我能平心靜氣地告訴自己，不必拚過頭、不必著急，只要做好目前自己能做的就好。

另一方面，開始改成確實攝取動物性蛋白質的飲食內容，並服用維生素B群、血紅素鐵、改善腸道菌叢的保健食品後，體力與氣力皆變得十分充沛到令我有點難以置信的程度。令我驚喜的是，原以為是針對低血糖做改善的飲食療法，居然也緩和了發展障礙所引起的精神不穩定的狀況。

過去我無法早起，總是要過了十點之後才有辦法活動身體。現在七點就能正常起床曬曬日光。像從前那樣因為情緒低落或身體的滯重感導致自己無法從床鋪起身的情況已不復見。

長年以來，我持續學習空手道的型，可是因為體力太差的緣故，幾乎無法實際演練。指導老師也體諒我的這種體質給予通融。自從改變飲食內容後，已能完全投入練習，肌肉也開始慢慢增加了。只在短短3～4月之間就達到如此驚人的變化。

開始進行飲食療法五個月後所做的血液檢查，所有的數值都變正常。

我的發展障礙並非完全根治，但透過鋼琴療癒樂曲與飲食能讓不適狀況獲得如此巨大的改善，真的讓我非常開心。今後能不設限更積極地展開行動，也期盼自己能一一加以實現。

能野久美子小姐（現居靜岡縣．上班族）

得知橋本先生的音樂作品約莫是在八年前，生完第三個孩子後沒多久的時期。因為從小接觸鋼琴的緣故，在書店偶然看見橋本先生的鋼琴療癒樂曲書而大受吸引。

當時我的生活完全以育兒為中心，整個人陷入失去活力的狀態。孩子很可愛，夫妻感情也融洽，卻有一種已達成人生任務「彷彿行屍走肉」般的虛脫感與自我放棄感支配了我的心。

在橋本先生鋼琴曲的輕柔環抱下，可以感受到樂曲所傳達出的堅定信息。反覆聆聽後，便能察覺到自己透過這些音樂獲得許多慰藉。

這是我人生頭一遭有這樣的轉變，因此我報名接受橋本先生的個人治療，除了聆聽鋼琴療癒樂曲CD外，也開始服用保健食品。

雙管齊下的結果，從前有氣無力的狀況逐漸消失，在日常生活中也容易產生幸福感。我本身也開始學習靈氣的觀念，慢慢認識靈修的世界，並逐漸理解所有的一切都是自身造就的概念，變得能夠接受自我，面對自己的情緒。

過去像空氣般沒有存在感的我，如今在工作上接下相當於主管的職位，還負責帶領家長會運作。從前總認為「為何都是我」而自以為被害者，現在卻打從心裡感到開心能為他人做點什麼。與孩子們的關係也有所變化。以前只會對孩子寄予厚望，如今只希望孩子們看著我付出行動時，能主動感受到關鍵的核心價值所在。

託橋本先生的福，讓我得以活出原本的自我。現在偶爾還是會有情緒低落的時候，我會聆聽橋本先生的鋼琴曲，並將手貼放在胸前撫慰自己的情緒。

能夠找回心靈的平衡真的讓我不勝感激。

後記

我在2011年被正式診斷為「憂鬱」。

深受憂鬱症狀所苦，宛如置身於漆黑漫長的隧道內，狀況比較好的日子時我總是想著一件事。

「如果有一天我能從這裡走出來的話，會把無謂的自尊通通丟掉，運用自身經驗幫助深受其苦的人。」

這是我當時僅有的心願。

以音樂治療為主軸，再搭配心理層面、營養層面的調適法多元療養後，現在身心狀況穩定，已完全克服憂鬱，老實說，若當初曾有任何閃失，或許如今我已不在世上了。

感覺就像是「上蒼讓我活著」。

因此無論如何我都想將自己一路走過來的經驗、真正見效的方式傳達給有需求的人知道，希望能貢獻一己之力。而這個念頭一天比一天還強烈。

就在這時候有榮幸獲得機會，本書就此應運而生。

這本書的內容涵蓋了我在苦痛深淵時期想汲取的各種資訊。

研究所專攻心理學，之後也持續研究有關心理層面的各種學問，可是自己卻得了心病，要公布這項事實老實說真的需要勇氣。

當時無論是上醫院還是找其他諮詢師輔導，都無法讓我接受自己變成這樣的事實，覺得自己很沒用、很不甘……。

心理不適的症狀久久不退，「自己應該是治不好」的恐懼與絕望，讓我覺得為何自己得受這些苦，甚至怨恨自己來到這個世上。

也曾被醫師只憑外貌就做出「你應該不是憂鬱吧」的判斷而感到受傷。明明我這麼痛苦，結果這些人根本什麼都不懂的哀愁從此長存我心。即便是專家，畢竟不是過來人，這份苦楚對他們來說不過就是別人家的事，而這也反映在他們的態度上，因此讓我覺得很受傷。

目前除了日本之外，還以新加坡為中心在南亞展開活動。南亞對憂鬱或心病的偏見仍舊相當嚴重，精神健康的相關概念時常讓我覺得比日本還晚了二十年左右。

某日在新加坡，一位家境優渥的朋友向我坦承自己深受憂鬱所苦，覺得活著很痛苦的情況。這位朋友之前也曾找周遭之人談過，但只是得到大家不當一回事的意見「這樣只是逃避人生罷了」、「每個人的日子都不好過，別無病呻吟啦」。

說出自己心理不適有狀況時就會被周遭白眼以對，只會被認為是任性、怠惰，這就是南亞的現狀。

因此，首要之務就是化解偏見，這也是我的活動內容之一。

無論在日本還是海外，我所主張的調適法都是一樣的。

透過我所演奏的「鋼琴療癒樂曲」進行音樂治療，並藉由心理治療法、心理諮詢來調適心理狀態。如同本書所講解的內容般，有時也會採取觸及過往讓當事人接納不安情緒或往事的治療方式等，各種手法均衡並用。

在營養療法方面，我嘗遍了醫院以及世界各地的保健食品加以研究，並根據厚生省的基準，獨自研發出專門強化心靈的「可達保健食品」。

除此之外，還會透過飲食療法課程來指導當事人調整身體狀態並進行鍛鍊，促使其恢復心理層面的健康。補充心靈所需的營養素後，有些人的潛能因此被激發而開花結果。

以氣（能量）治療法為中心的替代療法，在海外的關注度尤其高，而且為數眾多的報告指出此療法具有改善身心問題的效果，這也是我的其中一項活動內容。

心靈逐漸恢復元氣後，我會協助當事人再往前跨出一步，做自己、實踐心願、建構出自己想要的人生。只要心靈健康，只要心靈活力充沛，人是有無限可能的。

這與年齡毫不相關。要步上幸福的人生，任何時候都是來得及的。

每當看見當事人及其家人變得愈來愈健康時，就會讓我覺得活著真好、沒有放棄一路走到這裡真是做對了，而時常熱淚盈眶。

本書的責任編輯寺崎先生曾問我**「橋本先生，這樣問好像有點怪怪的……有沒有哪些事讓你覺得心靈曾生過病是值得『慶幸』的呢？」**老實說我當時語塞。心病只會讓人受盡痛苦折磨，沒有任何一點是值得慶幸的。

就算有，那也不過是場面話罷了……當時我心中如此暗想。

然而開始動筆寫下本書內容，進行鋼琴錄音作業時，讓我赫然想起已經習慣變自然的兩件事。

首先第一件事，**因為親身經歷過所以能發自內心感同身受他人的苦與痛**。在我尚未罹患如此嚴重的心病之前，我想我本身是對憂鬱或心理不適症狀隱約抱持著偏見的其中一人。尤其是年輕時，我甚至真心認為「憂鬱只不過是犯懶」、「耍詐」。

然而，現在我卻能深刻體會對方的苦痛、他人的苦楚。在街上與神色煩躁的人有所碰撞時，會想到這個人或許跟當初的自己一樣正處於煩躁不堪的時期、本人可能經歷過很多事而覺得痛苦難耐也說不定。以往會情緒上來覺得火大的情況，現在反而能夠退一步來觀察對方。

即使遭朋友冷漠以待，也會換個角度來看事情，認為朋友可能遇到什麼問題，無暇顧及其他才會這樣。再者，**無論是多幸福洋溢，或是看起來充滿朝氣的人，其實都有著不為人知的煩惱或問題並且堅強度日。這是我切身習得的經驗談，而非紙上談兵的理論。**

第二件事是**音樂的力量**。

抗病過程中有時會痛苦不堪到無計可施，無法以言語訴說的絕望與悲傷，讓我完全不知該怎麼辦，既想放聲吼出來，又想乾脆從這世上消失。某天，當這股情緒又再度向我襲來時，我突然爬向已有好一陣子沒碰過的鋼琴前坐定，將腦中的思緒緩緩地即興演奏出來。

於是乎，**無法透過道理或言語表達的那些難以言喻的痛苦與悲傷，化作音樂**

撫慰著我的心，讓我覺得情緒一點一滴獲得釋放，心情逐漸變得輕鬆。

這是讓我再次體認到音樂力量的一刻。

這兩件事是我患病後的深刻體會。

可說是**「罹患憂鬱症後的重大收穫」**。

在此由衷感謝催生出本書的 Forest 出版社，也謝謝所有在我康復過程中給予協助的人士。

要感謝的不僅是直接與我有所接觸的人。在這一路上總是有許多文章與音樂拯救了我，讓我能走到現在。

如今願我所譜出的文章與音樂，能夠幫助你、能夠撫慰你的苦楚。今後也期許自己能不斷孕育出陪伴大家的音樂與文字。

最後，我要將自己身陷苦楚時希望有人能這樣對我說的話送給你。

不用怕，一切會好起來的。一定會好轉的。
不用怕，我也是這樣恢復健康的。
所以，你一定也沒問題的。
一切都會好轉的。不用怕。

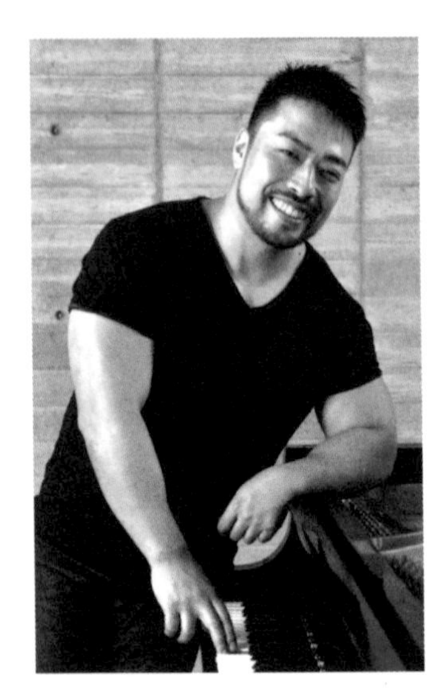

橋本翔太

（Hashimoto・Shota）

主修臨床心理學教育學碩士
心理諮詢師・音樂治療師

就讀國立埼玉大學時主修音樂教育學、研究所時期主修臨床心理學，並取得碩士學位。擁有國小・國中・高中・特殊教育學校之教師證照。歷經首都圈私立完全中學的音樂教師一職後，創立 nemoffice 股份有限公司。

透過「音樂治療」、「心理治療」、「身體營養治療」三大方針，讓心靈恢復健康，更加充滿活力的 SHOTA 治療法、專門針對心理層面進行改善調整的營養保健食品「可達保健食品」、獨門療癒音樂「鋼琴療癒樂曲」、「鋼琴靈氣」CD 系列獲得極大的迴響，不斷有過來人表示，透過這些療法不但讓心靈恢復正常，就連健康狀態・工作・戀愛・人際關係也都獲得改善，人生有了戲劇性好轉。現在，除了來自日本全國各地的民眾外，也有許多海外人士報名參與相關療程。

目前的活動據點不僅止於日本，甚至擴及南亞，並以新加坡為中心，從事精神健康指導、培育相關人才，並為患有自閉症、ADHD 等障礙的兒童與成人及其家人提供心理諮詢，不遺餘力希望能將心理・精神健康的重要性推廣至全南亞地區。

著作有『「他人（ひと）からどう思われているか」気になったとき読む本』（暫譯：《在意「別人怎麼想時」請這樣做》）、『大丈夫、あなたの心は必ず復活する』（《一個人也能好起來》）（KADOKAWA）、『しあわせな恋がはじまる CD ブック』（暫譯：《幸福戀曲即將展開 CD 集》）（SUNMARK 出版）、『弾くヒーリング　ピアノレイキ（楽譜集）』（暫譯：《彈奏療癒法 鋼琴靈氣（樂譜集》）（Dream Music Factory）等，作品繁多。

橋本翔太 官方網站
http://pianosh.com/

官方部落格
http://www.shotablog.com/

橋本翔太網路商店
http://shotashop.com/

CD相關注意事項

使用前請務必詳讀下列事項。

» 請勿將CD用於其他用途。

» 請使用支援音樂CD的播放器播放。

» 保管CD時請避免日光照射或高溫高濕處。

» 請注意勿在光碟正反兩面留下指紋或刮痕、汙垢等。

» 請勿以筆類在光碟正反兩面書寫文字、黏貼貼紙、接著劑。遇髒污時，請以軟布輕輕擦拭。

» 為維護您的安全，絕勿使用破損的光碟。

» 請將光碟存放於幼兒拿不到的地方。

» 在極少數的情況下，某些播放器會無法進行播放。使用搭載支援音樂CD的CD光碟機／DVD光碟機的電腦播放時，有些機種可能無法操作。另外，作業系統或播放軟體、機種規格等都可能導致無法播放的情況。詳情請洽各播放器、電腦、軟體製造商。

TITLE

你的憂鬱　音樂治癒

STAFF

出版	瑞昇文化事業股份有限公司
作者	橋本翔太
譯者	陳姵君
總編輯	郭湘齡
責任編輯	張聿雯
文字編輯	徐承義　蕭妤秦
美術編輯	許菩真
排版	曾兆珩
製版	明宏彩色照相製版有限公司
印刷	桂林彩色印刷股份有限公司
	紘億彩色印刷有限公司
法律顧問	立勤國際法律事務所　黃沛聲律師
戶名	瑞昇文化事業股份有限公司
劃撥帳號	19598343
地址	新北市中和區景平路464巷2弄1-4號
電話	(02)2945-3191
傳真	(02)2945-3190
網址	www.rising-books.com.tw
Mail	deepblue@rising-books.com.tw
初版日期	2020年9月
定價	350元

ORIGINAL JAPANESE EDITION STAFF

ブックデザイン	Chichols
イラスト	高柳浩太郎
DTP	キャップス
編集協力	林美穂

國家圖書館出版品預行編目資料

你的憂鬱 音樂治癒 / 橋本翔太作；陳姵君譯. -- 初版. -- 新北市：瑞昇文化, 2020.06
160面；14.8 X 21公分
ISBN 978-986-401-421-7(平裝)

1.音樂治療

418.986　　109007193